Udo Boessmann • Walburga Röder

Krisenmanagement
für Pflegeberufe

Die Autoren:

Dr. med. Udo Boessmann,

geb. 1956, betreibt zusammen mit zwei Allgemeinärzten eine ganzheitsmedizinisch orientierte Kassenpraxis. Seine psychotherapeutische Ausbildung erhielt er bei Dr. med. Nossrat Peseschkian, dem Begründer der Positiven Psychotherapie. Neben seiner Weiterbildungstätigkeit für Ärzte im Bereich der Naturheilverfahren, arbeitet er mit Nossrat Peseschkian im Wiesbadener Weiterbildungskreis für Psychotherapie und Familientherapie zusammen.

Walburga Roeder,

geb. 1964. Zunächst als Krankenschwester in verschiedenen Kliniken im Pflegebereich und in der Intensiv-Anästhesiologie tätig. 1987 - 1989 Pädagogische Ausbildung zur staatlich anerkannten Lehrerin für Pflegeberufe, danach kurze Zeit als Dozentin bei der Lufthansa tätig. Seit 1990 Mitarbeiterin im leitenden Pflegedienst der Asklepios Paulinen Klinik in Wiesbaden. 1992 Schulleitung der Krankenpflegeschule Asklepios Kliniken, seit 1993 Pflegedirektorin ebendort. Zusätzlich tätig in verschiedenen Verbandspositionen für die Pflege in Hessen.

Udo Boessmann • Walburga Röder

Krisenmanagement für Pflegeberufe

Problemstellungen und Lösungsstrategien

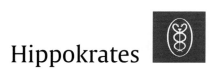

Hippokrates

Die Deutsche Bibliothek – CIP-Einheitsaufnahme

Boessmann, Udo:
Krisenmanagement für Pflegeberufe: Problemstellungen und Lösungsstrategien / Udo Boessmann; Walburga Röder. – Stuttgart: Hippokrates, 1998

ISBN 3-7773-1332-7

Anschrift der Verfasser:

Dr. med. Udo Boessmann
Taunusstraße 57
65183 Wiesbaden

Walburga Röder
Asklepios Paulinen Klinik
Pflegedienstleitung
Geisenheimer Straße 10
65197 Wiesbaden

ISBN 3-7773-1332-7

© Hippokrates Verlag GmbH, Stuttgart 1998

Das Werk, einschließlich all seiner Teile, ist urheberrechtlich geschützt. Jede Verwertung außerhalb der engen Grenzen des Urheberrechtsgesetzes ist ohne Zustimmung des Verlages unzulässig und strafbar. Das gilt insbesondere für Vervielfältigungen, Übersetzungen, Mikroverfilmungen und die Einspeicherung und Verarbeitung in elektronischen Systemen.

Printed in Germany 1998
Satz: Fa. Aschenbroich, Stuttgart
Druck: Kohlhammer, Obertürkheim

Inhalt

Einleitung 1
    Typischer Tagesablauf einer Krankenschwester
    Würdigung der enormen physischen und psychischen Anforderungen an die
    Pflegeberufe und ihrer medizinischen und sozialen Bedeutung

Problemstellung und Lösungsstrategien 5

1. Konflikte mit Kollegen 6
    Beispiel einer typischen Problemsituation 6
    Problemanalyse 6
    Kasten: Formen des Umgangs mit Konflikten 7
    Lösungsmöglichkeiten 7
    Kasten: Schuldgefühle nützen niemand etwas 9
    Kasten: Sprache ohne Worte 10
    Typische Fehler 10
    Praktische Tips 11
    Exkurs in die Kommunikationslehre 12

2. Konflikte mit Ärzten 14
    Beispiel einer typischen Problemsituation 14
    Problemanalyse 14
    Lösungsmöglichkeiten 15
    Kasten: Gesetze der Hierarchie 16
    Typische Fehler 16
    Praktische Tips 17

3. Konflikte mit Patienten 18
    Beispiel einer typischen Problemsituation 18
    Problemanalyse 18
    Lösungsmöglichkeiten 19
    Positive Deutungen 19
    Kasten: therapeutische Basisqualitäten 21
    Typische Fehler 22
    Kasten: Ein Maß für die Schwere der Erkrankung 23
    Praktische Tips 24

4. Konflikte mit anderen Gruppen 25
    Beispiel einer typischen Problemsituation 25
    Problemanalyse 25
    Lösungsmöglichkeiten 26
    Typische Fehler 28
    Praktische Tips 28

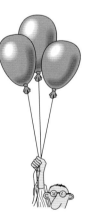

5. Wie gehe ich mit meiner Angst vor Verantwortung um? ...29
Beispiel einer typischen Problemsituation ...29
Problemanalyse ...29
Kasten: Körpersymptome bei Angst ...29
Lösungsmöglichkeiten ...32
Typische Fehler ...34
Praktische Tips ...34

6. Wie gehe ich mit meiner Angst vor Fehlern um? ...35
Beispiel einer typischen Problemsituation ...35
Problemanalyse ...35
Lösungsmöglichkeiten ...36
Typische Fehler ...37
Praktische Tips ...37

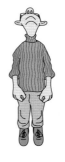

7. Wie gehe ich mit meiner Angst vor Kritik um? ...38
Beispiel einer typischen Problemsituation ...38
Problemanalyse ...38
Geschichte: Die Schaulustigen und der Elefant ...38
Lösungsmöglichkeiten ...39
Typische Fehler ...41
Praktische Tips ...41

8. Wie gehe ich mit meiner Angst vor Autorität um? ...42
Beispiel einer typischen Problemsituation ...42
Problemanalyse ...42
Lösungsmöglichkeiten ...43
Typische Fehler ...44
Praktische Tips ...45

9. Angst und Selbstwertgefühl ...46
Beispiel einer typischen Problemsituation ...46
Problemanalyse ...46
Kasten: Die vier Fluchtreaktionen ...47
Lösungsmöglichkeiten ...48
Typische Fehler ...49
Praktische Tips ...50

10. Wie schütze ich mich vor Überlastung? ...51
Beispiel einer typischen Problemsituation ...51
Problemanalyse ...51
Kasten: Wir sind Opfer unserer Fähigkeiten ...52
Lösungsmöglichkeiten ...53
Typische Fehler ...54
Praktische Tips ...54

11. Was tue ich bei Motivationsverlust und Burn-out? 56
Beispiel einer typischen Problemsituation 56
Problemanalyse 57
Lösungsmöglichkeiten 59
Typische Fehler 61
Praktische Tips 61

12. Mobbing 63
Beispiel einer typischen Problemsituation 63
Problemanalyse 64
Lösungsmöglichkeiten 65
Typische Fehler 67
Praktische Tips 68

13. Wie gehe ich mit Sterbenden und deren Angehörigen um? 69
Beispiel einer typischen Problemsituation 69
Problemanalyse 70
Lösungsmöglichkeiten 71
Typische Fehler 72
Praktische Tips 73

14. Ausblick: Was gibt es zu tun? 74

Stichwortverzeichnis 76

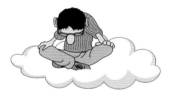

Einleitung

Ein typischer Tagesablauf von Schwester Maria

5.00 Uhr Montag morgen. Der Wecker klingelt. Noch zehn Minuten, denkt sich Maria K. und dreht sich auf die andere Seite. Es ist so kalt draußen und hier im Bett so schön warm. Kai hat's gut, der kann noch zwei Stunden länger schlafen. Um 5.10 Uhr klingelt der Wecker erneut. Nun muß ich ja wohl. Also schnell raus aus den Federn, ab ins Bad, duschen, Zähne putzen, rein in die Kleider, noch schnell ein Schluck Milch aus dem Kühlschrank. Schon sitzt sie im Auto und fährt zum Frühdienst. Wer den erfunden hat, war mit Sicherheit kein Morgenmuffel. 6.15 Uhr: Dienstbeginn auf Station 9. Maria hat sich gerade ihre Dienstkleidung angezogen. Mit einer Tasse Kaffee läßt sie sich am Tisch im Stationszimmer nieder, um sich die Übergabe vom Nachtdienst anzuhören. Frau M. aus Zimmer 10 hat starke Schmerzen und kaum geschlafen. Auf dem Flur steht ein Zugang, Frau S. Sie ist 78 Jahre alt, gestern abend gekommen mit Schenkelhalsfraktur rechts, wird heute operiert. Die Dame ist unruhig. Sie hat sich noch nicht mit der Tatsache abgefunden, daß sie jetzt hier im Krankenhaus liegt. Sie ist ziemlich durch den Wind. Die OP-Papiere sind vorbereitet. Der Anästhesist kommt um halb 8 zur Prämedikation. Der Chirurg wird sich die Einwilligung nachher bei der Visite oder dann direkt im OP holen. Ansonsten war bei den übrigen Patienten nichts Besonderes. Die acht Waschschüsseln sind schon gestellt, die vier Bettlägerigen müssen noch gewaschen werden. Klaus, der Schüler, hat angerufen und sich für heute krank gemeldet. Das bedeutet: Der Frühdienst muß heute mit drei Leuten arbeiten. Bei 26 Patienten. „Also dann, tschüs bis morgen früh und noch einen schönen Tag", wünscht der Nachtdienst und macht sich auf den Heimweg.

Maria teilt die drei Mitarbeiter und sich selbst ein. Dann geht's los: Betten machen, Patienten waschen, Heparine spritzen. 7.30 Uhr: Der Anästhesist kommt. „Ich suche den Neuzugang von heute nacht zum Prämedizieren." Frau S. ist auf dem Flur leicht zu finden. Jetzt kommt auch der Chirurg: „Maria, guten Morgen, können wir schnell eine Kurzvisite machen, bevor ich in den OP gehe?" „Klar, Moment ich komme." Er ordnet verschiedene Untersuchungen, EKG, Blutabnahmen an. Frau S. wird aufgeklärt und gibt ihre OP-Einwilligung. Dann verschwindet der Chirurg in den OP. Der AIP nimmt das Blut ab. Dann verschwindet auch er im OP. Frau S. wird von Maria vorbereitet. Noch ein EKG, dann kann sie auch in den OP.

Das Frühstück für die anderen Patienten ist da. Es wird ausgeteilt. Sabine, die Stationssekretärin, kommt um die Ecke. Maria begrüßt sie strahlend: „Schön, daß du da bist. Klaus ist krank und wir sind nur zu dritt. Wir haben gut zu tun. Kannst du gleich mal schauen, ob alle Papiere für die OPs in Ordnung sind, damit wir nachher keine Probleme kriegen? Ich fahr dann schon mal den ersten Patienten in den OP."

8.30 Uhr: Alle treffen sich in der Küche wieder, um zu frühstücken. Kurz werden private Geschichten ausgetauscht, auf die übliche Klingel gegangen.
9.00 Uhr: Das Frühstück muß bei den Patienten abgeräumt werden. Patienten werden mobilisiert, zur Physiotherapie, Röntgen, EKG gebracht.

Blutdruck und Puls messen. Es stehen einige Patienten zur Entlassung an. Papiere ordnen. Neuzugänge kommen gegen 10.00 Uhr. Betten vorbereiten.

Zwischendrin kommt der Stationsarzt auf die Station. „Ich habe eine halbe Stunde Zeit. Gibt es etwas Besonderes, oder habt ihr noch ein Brötchen für mich?" „Brötchen stehen in der Küche. Ich komme gleich dazu. Die Entlassungspapiere müssen noch unterschrieben werden", antwortet Maria. Sie regelt mit dem Arzt die Entlassungen und wo die Neuzugänge hingelegt werden. Sabine, die Stationssekretärin, telefoniert mit der Bettenreinigung, organisiert die Untersuchungen der Neuzugänge und arbeitet die Visite vom frühen Morgen aus.

11.30 Uhr: Das Mittagessen ist da. Wieder viel zu früh. Aber man fängt an es auszuteilen, da es sonst ja kalt wird.

Die Essen der Patienten, die gerade bei einer Untersuchung sind, müssen aufgehoben werden und später in der Mikrowelle gewärmt werden. „Sind alle Patienten gelagert?" fragt Maria, „oder müssen wir noch mal durchgehen?" „Drei Patienten müssen noch mal frisch gemacht werden. Herr M. möchte gerne wieder zurück in sein Bett", antworten die Kollegen. „Na denn mal los, der Spätdienst kommt gleich und wir müssen ja auch noch dokumentieren!"

13.15 Uhr: Endlich ist der Spätdienst da und bekommt seine Übergabe vom Vormittag. „Zwei OP's sind noch unten. Der Neuzugang, Fr. S., ist erst mal für heute zur Überwachung auf die Intensivstation gekommen. Sie ist ja immerhin schon 78 Jahre alt. Die Waschutensilien müssen ihr noch gebracht werden. Ansonsten das übliche."

14.00 Uhr: Der Frühdienst geht. Maria bleibt noch, weil sie sich um den Dienst von morgen kümmern muß. Klaus hat sich noch nicht gemeldet. Sie versucht ihn anzurufen, um herauszufinden, ob er denn morgen kommen wird. Sabine hat auch noch ein paar Fragen und Ulrike möchte wissen, ob sie denn nun im Juni in Urlaub kann, da sie doch ihrem Freund Bescheid sagen muß. Jetzt hat auch Maria Feierabend. Halt, da war noch eine Nachfrage von der anderen Station. Ob wir am Wochenende aushelfen können? So wie es aussieht, ist das möglich. Ein kurzer Rückruf. Endlich Feierabend.

15.30 Uhr: Geschafft und müde geht Maria nach Hause, nicht ohne vorher noch einzukaufen. Sie überlegt: „Was koche ich denn heute abend?" Zu Hause ist sie dann halb 5 Uhr nachmittags. Ihr Freund kommt gleich. Heute Abend wollten sie ins Kino gehen. Aber irgendwie hat sie keine Lust mehr. Es kommt bestimmt auch ein schöner Film im Fernsehen. Da kann ich mich aufs Sofa legen. Ist irgendwie gemütlicher. Nächstes Wochenende habe ich frei, denkt sie sich und freut sich schon jetzt darauf, richtig auszuschlafen und mal ganz toll zu faulenzen. Na ja, ein bißchen saubermachen und Wäsche waschen wäre halt auch angesagt. Und vor allen Dingen wollten wir uns ja mal mit Freunden treffen. Irgendwie kriegen wir das schon geregelt. Jetzt mache ich mir erst mal einen schönen Tee und lege mich aufs Sofa bis Kai kommt.

Der Blick in den Arbeitsalltag von Schwester Maria zeigt: Der Pflegeberuf verlangt einen gewaltigen körperlichen und geistigen Einsatz. Krankenschwestern und Pfleger sind täglich unmittelbar mit den Grenzsituationen menschlicher Existenz, mit Geburt, Krankheit, Sterben und Tod konfrontiert. Sie tragen – zusammen mit den Ärzten – die ungeheure Last der Verantwortung für leidende Menschen. Für ihre vielseitige Aufgabe benötigen Pflegekräfte eine Vielzahl von Qualitäten: körperliche und seelische Belastbarkeit, Ausdauer, Fachwissen, Erfahrung, Teamgeist, soziale Intelligenz, Überzeugungs- und Durchsetzungskraft,

Anpassungsfähigkeit, Flexibilität, Liebe und Einfühlungsvermögen. Sie ergänzen die häufig rein somatisch ausgerichtete ärztliche Behandlung um einen Faktor, der im Gesundungsprozeß kranker Menschen eine entscheidende Rolle spielt: die menschliche Zuwendung. Zuhören, freundlicher Körperkontakt und Zuspruch bewirken oft mehr als alle Medikamente. Und wie oft findet die Schwester oder der Pfleger die richtigen Worte, um den Patienten den Sinn der ärztlichen Maßnahmen verständlich zu machen. Das Pflegepersonal übernimmt nicht selten auch die schwere Aufgabe der Sterbebegleitung. Der moderne Begriff des Pflegetherapeuten hat damit durchaus seine Berechtigung.
Über die reine Pflege am Patienten hinaus bewältigt das Pflegepersonal eine Vielzahl von Aufgaben:

- Organisation (Dienstpläne, Pflegeartikel, individuelle Diät, Untersuchungen und Therapien)
- Dokumentation
- qualifizierte Information der Ärzte
- Kontrolle/Kritik der ärztlichen Tätigkeit
- Erstellung von Standards zur Optimierung der Pflegequalität
- Einarbeitung neuer Mitarbeiter
- qualifizierte Ausbildung der Schüler
- Aushängeschild für die Klinik/Altenheim usw.
- sparsamer Umgang mit Verbrauchsmaterialien (Kostendämpfung)
- Fort- und Weiterbildung
- Anleitung der Patienten zu gesundheitsbewußtem Verhalten
- Verbesserungsvorschläge
- Schaltstelle der Informationsübermittlung und Verständigung mit Patienten aller sozialen Schichten, Rassen und Kulturen, mit Ärzten, Studenten, Diagnostikabteilungen (z.B. Röntgen), anderen medizinischen Berufen, z.B. KG, Hebammen, Küche, Angehörigen, Seelsorge, Hilfspersonal (z.B. Putzhilfen), technischen Dienst, Wäscherei, sozialen Dienst, Psychologen, Krankentransport, Schülern, Praktikanten, Zivildienstleistenden, Verwaltung, Pflegedienstleitung, Betriebsrat und selbstverständlich mit Kollegen und Kolleginnen.

Diese enormen Anforderungen machen die Pflege sicher zu einem der interessantesten Berufe. Gleichzeitig ist sie aber – mehr als andere Berufe – für eine Vielzahl von Problemen anfällig, mit denen wir uns im folgenden beschäftigen wollen.

Problemstellung und Lösungsstrategien

Wenn der eine nicht will,
können zwei nicht miteinander streiten.
(Lao-tse)

1. Konflikte mit Kollegen

Beispiel einer typischen Problemsituation

Die Dienstplanbesprechung steht bevor. Schwester Maria haßt die Diskussionen, wenn es um die Verteilung der Dienste am Wochenende geht. Seit neuestem macht uns auch die Einhaltung des Arbeitszeitgesetzes Probleme, da man hier keinen Frühdienst mehr im Anschluß an einen Spätdienst machen darf.

Ein Wunschplan, in dem jeder Mitarbeiter seinen Wunschdienst über den Monat verteilt eintragen kann, hängt üblicherweise aus. Jedoch ist das Gejammer groß, wenn Andrea nicht mit Jochen sondern mit Matthias eine Schicht arbeiten muß. Kurt macht Zwischendienst, ist also Schichtleitung. Er muß ja dann auch die Wochenendbestellung für die Apotheke übernehmen. Oh je, da wird wieder so einiges fehlen. Sabine muß auch einspringen, und dann auch noch Spätdienst. Wenn Maria Glück hat, bleibt es dabei, daß sie dieses Wochenende frei hat. „Na hat die es gut, die ist ja auch der Chef, wir müssen immer arbeiten." Macht die Leitung aber zusätzlichen Dienst, schiebt sie ja nur Überstunden, um dann frei nehmen zu können, wann sie es möchte.

Weitere Probleme tauchen in der Informationsweitergabe auf: Herr Müller ist heute im Frühdienst gekommen, morgen soll eine Darmuntersuchung stattfinden. Er muß heute abend noch abführen und morgen früh dann nüchtern bleiben. Nicht selten ist das Ergebnis am nächsten Tag: Herr Müller hat gegessen, da ihm keiner gesagt hat, daß er nichts essen darf, was natürlich abgestritten wird. Außerdem ist Herr Müller ja eh verwirrt. Schaut dann der aufgebrachte Arzt in der Kurve nach, steht da ganz deutlich beim gestrigen Datum, daß Herr Müller nüchtern bleiben soll. Heute jedoch ist nichts mehr vermerkt. Dies hat dann meistens zur Folge, daß die Stationsleitung oder deren Vertretung einen Anpfiff bekommt, weil ihre Leute immer noch nicht dokumentieren können. Die Leitung bekommt an dieser Stelle mal wieder die Krise, weil sie einfach nicht weiß, wie sie ihren Mitarbeitern beibringen kann, jede Anordnung und jede Tätigkeit in der Kurve deutlich zu dokumentieren und entsprechend zu markieren. Den schwarzen Peter wird sie jedoch erst mal nicht mehr los.

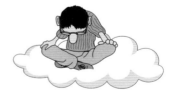

Problemanalyse

Beiden Beispielen ist gemeinsam, daß sie alltäglich, also keineswegs gravierend sind. Ihre praktische Bedeutung liegt in der Häufigkeit, mit der sich solche kleinen Probleme wiederholen. Konflikte dieser Art haben die zermürbende Kraft des stetigen Tropfens, der einen Stein auszuhöhlen vermag. Wenn diese Konflikte immer wieder von neuem auftreten oder ungelöst im Raum stehenbleiben, vergiften sie allmählich die Atmosphäre auf der Station.

Bei beiden Beispielen gibt es niemanden, der böswillig und vorsätzlich einem anderen schaden will. Die Probleme entstehen vielmehr durch die Besonderheit der äußeren Situation: Wenn Maria die persönlichen Wünsche von zehn Leuten in einem Dienstplan unterbringen muß, sind Konflikte vorprogrammiert. Das gleiche gilt, wenn unter Zeitdruck oder Personalmangel das eine oder andere zwangsläufig auf der Strecke bleibt. Es wäre eine Illusion zu glauben, wir könnten solche Konflikte völlig vermeiden. Sicher ist es möglich, durch eine gute Organisation und Vorausplanung Probleme zu reduzieren. Entsprechende Vorschläge finden Sie im Kasten „Praktische Tips".

Generell aber gilt:

Konflikte sind völlig normal, wenn Menschen zusammenleben.

Sie treten im Krankenhaus besonders heftig hervor, weil dort viele Menschen auf engem Raum unter hohem Leistungs- und Zeitdruck in einem komplizierten sozialen System zusammenarbeiten müssen.

Wahrscheinlich lesen Sie dieses Buch, weil Sie eigene Konflikte haben. Wenn Sie hoffen, daß Sie mit Hilfe dieses Buches Ihre Konflikte loswerden, müssen wir Sie enttäuschen.

Sie werden Ihre Konflikte behalten.

Es kann nicht darum gehen, keine Konflikte zu haben. Selbst als Einsiedler werden Sie Konflikte haben. Und zwar gewaltige mit sich selbst. Worum es uns geht, ist, daß Sie einen Weg finden, mit Ihren Konflikten angemessen umzugehen. Wir möchten dazu beitragen, daß Konflikte für Sie den Schrecken verlieren und aufhören, Sie fertigzumachen. Aber auch, wenn Sie zu den Menschen gehören, die eine Lust daran haben, Konflikte auszutragen, ist unser Buch von Nutzen. Denn Konflikte werden weder durch Konfliktvermeidung noch durch Konfliktverschärfung gelöst (siehe auch Kasten: Formen des Umgangs mit Konflikten). Wie Sie Ihre Konflikte konstruktiv bewältigen können, wollen wir Ihnen nachfolgend darstellen.

Formen des Umgangs mit Konflikten:

Konfliktvermeidung	Menschen mit Angst und starkem Harmoniebedürfnis
Gefahr:	eigene Bedürfnisse kommen zu kurz
Konfliktverleugnung	Menschen, die nach dem Lustprinzip leben, dadurch eingeschränkte Realitätsprüfung
Gefahr:	depressive Krise, wenn der Betroffene von der Realität eingeholt wird
Konfliktverschärfung	Menschen mit übertriebenem Gerechtigkeitsbedürfnis
Gefahr:	Blindheit für die Bedürfnisse und Sichtweise anderer
Konfliktbearbeitung	reife Form des Umgangs mit Konflikten

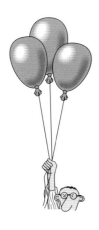

Lösungsmöglichkeiten

Der erste und wichtigste Schritt zur Konfliktbewältigung ist, daß Sie Konflikte als das anerkennen, was sie sind: eine ganz alltägliche und normale Angelegenheit. Entgegen der weitverbreiteten Überzeugung gilt:

Konflikte mit Kollegen

Ein Konflikt ist keine Katastrophe.

Für die meisten Konflikte gibt es eine oder mehrere Lösungen. Doch niemand – ausgenommen Sie selbst – erwartet von Ihnen, daß Sie den Konflikt sofort lösen. Wenn Sie in einer Konfliktsituation sind,

bleiben Sie erst einmal ruhig.

Sie wissen ja: Konflikte sind normal und lösbar. Schwester Maria reagiert idealerweise auf den Unmut ihrer Mitarbeiter mit folgenden Worten:
„Also Leute, ich sehe, wir haben da wieder einmal das alte Problem. Dann laßt uns mal schauen, wie wir das lösen können."
Maria hat folglich keineswegs die Absicht, das Problem alleine zu lösen. Das ist sehr wichtig.

Beziehen Sie immer alle Betroffenen bei der Konfliktlösung mit ein.

Damit geben Sie den schwarzen Peter weiter und haben zudem den Vorteil, die anderen in die Verantwortung zu holen. Nicht Sie zerbrechen sich den Kopf, sondern Sie fordern Ihre Kollegen und Mitarbeiter zum Nachdenken auf. Damit gewinnen Sie Zeit und behalten einen klaren Kopf.
Damit für alle klar ist, um was es geht, beschreibt Maria das Problem nochmals in ihren eigenen Worten: „Wenn ich es richtig sehe, ist unser Problem, daß..." Wenn Sie eine

präzise Problembeschreibung vornehmen

hat das den Vorteil, daß Sie in einer bis dahin uneinigen und möglicherweise emotional aufgeladenen Runde Einvernehmen herstellen. Nämlich darüber, daß Sie das Problem richtig beschrieben haben. Alle müssen Ihnen zustimmen. Das Problem beginnt, nicht mehr eine trennende sondern eine gemeinsame Angelegenheit des Teams zu sein. Ihre Gesprächspartner beruhigen sich. Sie haben die Voraussetzung für eine konstruktive Konfliktlösung geschaffen.

Maria ärgert sich über ihre „Pappenheimer", die immer wieder vergessen, ärztliche Anordnungen in den Standard einzutragen. Wenn dadurch Herr Müller nicht untersucht werden konnte, weil er nicht nüchtern war, ist das wirklich keine Lappalie. Am liebsten würde sie den „Anschiß" des Arztes im gleichen Ton weitergeben. Aber sie weiß, daß das keinen Sinn macht. Die Leute sind nervlich sowieso schon mehr als strapaziert. Aber sie will das Thema auch nicht einfach unter den Tisch fallen lassen. Sie weiß,

Probleme lösen sich nicht, indem man sie verjähren läßt.

Beim Kaffeetrinken kommt sie zur Sache: „Leute, ich habe heute von Doc B. einen mächtigen Anschiß wegen Herrn Müller bekommen, weil er nicht nüchtern war. Das ging mir unter die Haut. Ich weiß, daß ihr alle Hände voll zu tun hattet und daß bei soviel Arbeit auch mal was vergessen wird. Aber das ist ja nicht das erste Mal, daß ein Patient nicht endoskopiert werden konnte. Irgendwie müssen wir das Problem lösen."
Maria spricht das Problem an, indem sie eine

Ich-Botschaft

gibt. Ich-Botschaften geben immer Auskunft über die innere Befindlichkeit des Senders (Fachausdruck für den, der eine Aussage macht oder nichtsprachliche Information gibt). Sie sind ehrlich, ohne den anderen direkt anzugreifen. Maria sagt nicht etwa: „Da habt ihr mir vielleicht etwas eingebrockt." Denn sie weiß:

Beschuldigungen zerstören die Gesprächsgrundlage.

Mit Anklagen und Schuldzuweisungen erreicht man nur, daß der andere ein schlechtes Gewissen hat oder sich verteidigen muß. Wenn Sie jemanden Schuld- oder Schamgefühle machen, mag Ihnen das vielleicht Genugtuung für den Schaden, den Sie hatten, verschaffen. Ein Weg zu einer dauerhaften Veränderung des Verhaltens des anderen ist das nicht.

Schuldgefühle nützen niemand etwas.

Schuldgefühle sind oft eine Art von Bußübung und Selbstbezichtigung, um Kritik, auch die des eigenen Gewissens, zu beschwichtigen. Mit den Selbstbeschuldigungen und dem demonstrativen Leiden sollen andere wohlwollend und gnädig gestimmt werden, damit sie sich nicht abwenden. Dahinter steckt meist nichts als die Angst vor zukünftigen Nachteilen. Im Gegensatz zum Verantwortungsgefühl sind solche Schuldgefühle nicht etwa ein ehrliches Bekenntnis zum eigenen Tun. Noch weniger sind sie ein Entschluß zur Änderung, sondern eine Art Wiedergutmachungsritual mit der bewußten oder unbewußten Absicht, das Schlechte – nachdem man genug gebüßt und gelitten hat – wieder zu tun. Solche unehrlichen Schuldgefühle binden die, die ihnen verfallen sind, an ein endloses und unfruchtbares Wechselspiel von Gewissensqual und Wiederholungszwang.
Ebenso unfruchtbar ist das Wechselspiel von Anklage und Verteidigung. Das läuft in der Regel auf eine endlose Diskussion der Frage „Wer hat recht?" heraus. Sparen Sie sich diese Zeit.

Nach ihrer Ich-Botschaft drückt Maria ihr Verständnis für die Situation ihrer Mitarbeiter aus. Damit will sie die

Atmosphäre der Verbundenheit schaffen,

die sie als Basis für spätere kritische Bemerkungen benötigt. Ihre Mitarbeiter fühlen sich jetzt respektiert und verstanden. Kommunikationstheoretisch ausgedrückt hat sie damit eine Verbesserung auf der Beziehungsebene erreicht (siehe Kasten Kommunikationstheorie).

Jetzt erst nennt sie das Kind in aller Deutlichkeit beim Namen: Ich will, daß sich etwas ändert. Und ich will von euch wissen: wie? Indem sie ihre Mitarbeiter fragt, wie das Problem zu lösen sei, macht sie diese zu Experten für das Problem.

Werten Sie Ihre Gesprächspartner auf, indem Sie sie als Experten ansprechen.

Damit erreichen Sie, daß sich andere im Gespräch mit Ihnen anerkannt und sicher fühlen. Die meisten Menschen hungern nach Anerkennung. Die Sehnsucht nach Anerkennung ist unabhängig von der sozialen und beruflichen Position. Anerkennung kann von oben nach unten, von unten nach oben und selbstverständlich auch auf der gleichen Stufe der Hierarchie ausgesprochen werden. Anerkennung darf keine billige Schmeichelei sein. Anerkennung muß echt sein. Versuchen Sie niemals, eine Anerkennung zu geben, die nicht von Herzen kommt. Sie können zwar mit Ihren Worten täuschen. Ihr Körper jedoch wird Sie mit hoher Wahrscheinlichkeit verraten (siehe Kasten: Sprache ohne Worte).

Halten Sie immer Ausschau nach Eigenschaften, die Sie an anderen wirklich anerkennenswert finden.

Vor allem bei Menschen, mit denen Sie im Konflikt stehen. Der biblische Satz: „Liebe Deine Feinde" könnte auch heißen: „Anerkenne Deine Feinde" – mit der sehr pragmatischen Konsequenz, daß die Feinde gezwungen sein werden, aufzuhören, Feinde zu sein.

Sprache ohne Worte

Die Sprache des Körpers ist weitgehend unbewußt und immer ehrlich. Und die Sprache des Körpers wird in der Regel auch unbewußt wahrgenommen. Wer seine Kommunikationsfähigkeit trainieren will, muß die Körpersprache, die eigene und die anderer, bewußt beobachten lernen. Sie können sofort damit beginnen, die Mimik, Körperhaltung und die Gesten anderer Menschen zu studieren. Das ist ein unterhaltsames und lehrreiches Spiel, das Sie auch gemeinsam betreiben können. Setzen Sie sich zum Beispiel in ein Café oder auf einen öffentlichen Platz, wählen Sie einen Menschen oder ein Paar oder eine Gruppe, die Sie interessant finden. Beobachten Sie einfach jede Bewegung und versuchen Sie zu deuten, was der Körperausdruck bedeuten könnte. Ideal ist es, wenn Sie sich über Ihre Beobachtungen und Vermutungen mit jemand anderem austauschen. Dadurch überprüfen Sie sich wirksam. Sie können auch Leute beobachten, die Sie kennen und diese hinterher fragen, was Sie gefühlt oder gedacht oder worüber sie gesprochen haben.
Natürlich können Sie auch ein Körperspracheseminar besuchen oder eines der vielen Bücher über dieses Thema lesen. Aber das ständige Training der eigenen Beobachtungsfähigkeit wird immer der entscheidende Schritt bleiben.
Wenn Sie gelernt haben, am Körperausdruck anderer Menschen abzulesen, was diese wollen oder nicht wollen, ob diese sich wohl fühlen oder etwa Angst haben, werden Sie viele Mißverständnisse, die durch die Vieldeutigkeit und Manipulierbarkeit der Wortsprache entstehen können, vermeiden können. Das kommt Ihnen besonders in jenen Beziehungen zugute, in denen es um subtile Empfindungen geht: Partnerschaft, Familie, Geschäftsbeziehungen, Beziehungen zu den Kollegen, Vorgesetzten oder Mitarbeitern, mit denen Sie täglich zurecht kommen müssen.

Typische Fehler

▶ **Böswilligkeit unterstellen.**

Wenn Schwester Maria wiederholt die Erfahrung macht, daß trotz ihrer dringenden Bitte, sauber und vollständig zu dokumentieren, die Standards schlampig geführt werden, könnte sie leicht auf den Gedanken kommen, daß einige ihrer Mitarbeiter sie sabotieren. Das Verhalten anderer mit Böswilligkeit zu erklären, ist jedoch schon aus rein pragmatischen Gründen fatal. Die Unterstellung von böser Absicht zerstört die Beziehungsbasis (siehe auch Kasten: Exkurs in die Kommunikationslehre) und verhindert damit die weitere Kommunikation und Zusam-

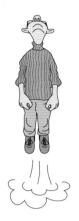

menarbeit. Böswilligkeit ist auch aus einem anderen Grund eher die Ausnahme. Jeder in einem sozialen System, wie es auch ein Krankenhaus oder eine andere Pflegeeinrichtung darstellt, sucht nach Anerkennung und Bestätigung. Deshalb ist es die Regel, daß jede/r seinen Dienst so gut, wie er/sie kann, versieht. Niemand ist primär böswillig, selbst wenn es gelegentlich diesen Anschein hat. Allerdings kann menschliche Destruktivität durchaus sekundär, als Folge von schmerzlichen Erlebnissen auftreten:

- Kränkungen
- mangelnde Anerkennung
- Neid, Eifersucht
- Mißverständnisse.

In einem solchen Fall liegt wieder ein Problem auf der Beziehungsebene vor, das auch auf dieser Ebene gelöst werden muß.

▸ **Einen Schuldigen suchen.**

Wenn in einer Pflegeeinrichtung immer nach Schuldigen gesucht wird, erzeugt das eine Atmosphäre von Angst. Angst aber ist auf Dauer ein schlechter Motivator (siehe Kapitel: Was tue ich bei Motivationsverlust?). Angst zerstört die Arbeitsfreude. Vor allem aber verhindert sie ein offenes und ehrliches Gespräch. Wenn Sie keine Böswilligkeit unterstellen, brauchen Sie auch keinen Schuldigen. Es ist besser, frei von moralischer Wertung von dem/den Verursacher/n eines Problems zu sprechen.

▸ **Alle Probleme selbst lösen wollen.**

Wenn Sie den/die Verursacher eines Problems gefunden haben, könnten Sie anfangen, darüber nachzudenken, wie der/die Verursacher das Problem zukünftig abstellen soll/en. Wenn Sie nach mühsamen Überlegungen schließlich eine Lösung gefunden haben, haben Sie weitere Mühe: Sie müssen anderen Ihre Lösung verständlich machen. Sie müssen andere von der Richtigkeit Ihrer Lösung überzeugen. Und Sie müssen andere dazu bringen, Ihre Lösung auch in die Tat umzusetzen. Das letztere wird besonders schwierig sein, weil es immer Ihre Lösung und nie die Lösung der anderen ist. Menschen neigen dazu, fremde Lösungen scheitern zu lassen.
Erleichtern Sie sich Ihre Arbeit. Fordern Sie Lösungsvorschläge von denen, die das Problem betrifft. Lassen Sie nicht zu, daß Ihre Mitarbeiter in eine passive, alle Impulse von Ihnen erwartende Haltung geraten. Ihre Mitarbeiter sollen ihre eigenen Lösungen finden. Das werden nicht unbedingt die sein, die Sie für die besten halten. Aber es sind die, die die beste Chance haben, von Ihren Mitarbeitern auch umgesetzt zu werden.

Praktische Tips

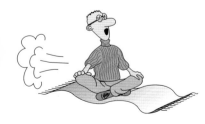

Mitarbeiter müssen lernen – durch Gespräche – daß auch ein Wunschdienstplan, wie das Wort schon sagt, in Absprache „geplant" werden kann. Es soll Stationen geben, da muß die Leitung nur noch die Wünsche der Mitarbeiter auf den Originaldienstplan übertragen, ohne großen Frust durch Abänderungen hervorzurufen. Durch eine gute Absprache untereinander tauchen diese Probleme nur selten auf.
Leitungen haben grundsätzlich ein schweres Los, erreichen jedoch auch durch Delegation von verschiedenen Aufgaben, mehr Absprachen und mit Einbeziehen von Kollegen in die Verantwortung mehr Verständnis. Genaue Informationsweitergabe soll in den Übergaben stattfinden, hier prägt in Zukunft wieder die Übergabevisite das Stationsbild, da der Pa-

tient mit beteiligt wird, die Dokumentation am Bett oder direkt vor dem Patientenzimmer stattfindet. Erfahrungen zeigen, daß die Fehlerquote in der Weitergabe von Informationen um ein Vielfaches zurückgeht.

Exkurs in die Kommunikationslehre: Ohne Beziehung geht nichts.

Untersuchungen der zwischenmenschlichen Kommunikation (Watzlawik et al.) haben zu der wichtigen Erkenntnis geführt, daß wir bei jeder Aussage den

Inhalts- oder Sachaspekt vom Beziehungsaspekt abgrenzen

müssen. Die Basis jeder funktionierenden Kommunikation ist eine günstige emotionale Beziehung zwischen den Gesprächsteilnehmern. Ohne ein Gefühl von Verbundenheit, ohne eine intakte Beziehung können auf der Sach-/Inhaltsebene keine akzeptablen Ergebnisse erzielt werden. Um Beziehung herzustellen, sind folgende Regeln zu beachten:

- Hören Sie erst einmal zu. Lassen Sie den/die anderen ausreden.
- Versuchen Sie richtig zu verstehen, was der andere meint.
- Wenn Sie sich nicht sicher sind, fragen Sie nach.
- Wiederholen Sie das, was der andere sagte, in Ihren eigenen Worten.
- Auch wenn Sie mit dem, was der andere sagt, nicht einverstanden sind oder wenn Sie sich sogar ärgern, ist es gut, erst etwas Positives zu sagen. Das ist nicht immer leicht, aber mit etwas Übung wird es zu einer Routine, von der Sie in Ihren Gesprächen sehr profitieren werden.

Verbundenheit läßt sich auch mit nichtsprachlich wirksamen Mitteln zum Ausdruck bringen:

- Begrüßung mit Händedruck und freundlichem Lächeln,
- Anbieten eines bequemen Platzes,
- Anbieten von Getränken, gemeinsames Essen,
- das Gespräch nicht sofort mit dem kritischen Punkt eröffnen, sondern erst kurz über ein neutrales oder – noch besser – verbindendes Thema sprechen, bevor man zur Sache kommt.

Wenn Sie sich ärgern, beispielsweise, weil wiederholt Absprachen nicht eingehalten werden, obwohl inhaltlich alles eindeutig besprochen war, liegt mit hoher Wahrscheinlichkeit ein unausgesprochenes Beziehungsproblem vor. Es hat unter diesen Umständen überhaupt keinen Sinn, zum hundertfünfzigsten Mal eine inhaltliche Diskussion zu führen.

Störungen der Beziehung haben Vorrang.

Das heißt: Es bleibt Ihnen nichts anderes übrig, als das Beziehungsproblem anzusprechen. Aber wie?

- Versuchen Sie, nicht sofort zu reagieren. Warten Sie, bis die erste Woge Ihrer körperlichen Reaktionen vorüber ist.
- Warten Sie, bis Sie sich wieder beruhigt haben, aber nicht länger. Das Problem darf nicht „verjähren". Wählen Sie den nächstmöglichen Zeitpunkt, das kritische Thema anzusprechen.

- Bevor Sie das Problem ansprechen, überlegen Sie, was Sie sagen und wie Sie es sagen wollen. Überlegen Sie auch, welche nachteiligen Konsequenzen Ihre Offenheit haben könnte (Was kann Ihnen schlimmstenfalls passieren?).
- Denken Sie auch immer daran, welche Konsequenzen es haben wird, wenn Sie das Thema weiterhin vermeiden: Das Problem wird Ihnen mit großer Wahrscheinlichkeit immer wieder begegnen und Sie belasten.
- Wenn Sie sich entschlossen haben, Offenheit zu wagen, beginnen Sie mit etwas, was Sie an der kritisierten Person schätzen. Loben Sie Teilaspekte des anderen. Erst danach äußern Sie, was Sie stört.
- Sprechen Sie in erster Linie von sich selbst, wie *Sie* das Problem wahrgenommen und erlebt haben, was *Ihnen* wehgetan hat, welches *Ihrer* Bedürfnisse nicht beachtet wurde. Drücken Sie *Ihre* Gefühle aus (Ich-Botschaften).
- Vermeiden Sie wertende Aussagen über Ihren Gesprächspartner (zum Beispiel statt: „Du bist ein Egoist." besser: „Dein Verhalten finde ich egoistisch.")

Störungen auf der Beziehungsebene können vielfältige Ursachen haben. Um nur einige zu nennen:

- Vorurteile
- Unsicherheit und Angst
- Mißverständnisse
- kulturelle Unterschiede
- schlechte Erfahrungen eines Gesprächspartners in früheren, ähnlichen Situationen

2. Konflikte mit Ärzten

Beispiel einer typischen Problemsituation

„Morgen bekommen wir wieder drei Zugänge! Und wir haben doch schon so viele Patienten." „Aber es werden ja sicherlich auch ein paar entlassen, oder?" „Ich weiß nicht." „Warum weißt du das nicht?" „Der Doktor hat noch keine Visite gemacht." „Wie, es ist jetzt schon 13.00 Uhr, und wir sind der Spätdienst. Du willst mir doch nicht erzählen, daß wir heute mittag mit drei Leuten, davon ein Oberkursschüler und ein Unterkursler, schon wieder die Visite machen dürfen?" „Tut mir ja auch leid, aber ich bleibe noch ein bißchen und helfe euch, denn ich denke, daß er bestimmt gleich kommt und dann kann ich ja die Visite übernehmen und schnell noch ausarbeiten." Gesagt getan und so bleibt Maria und macht mal wieder Überstunden.>

„Der Patient M. hat Schmerzen, können wir ihm bei Bedarf etwas geben?" „Klar gebt ihm $^1/_2$ Ampulle Tramal i.m." Jedoch wurde vergessen, diese Anordnung in der Kurve zu vermerken. Die Pflegekraft im Nachtdienst war sich dann nicht mehr sicher: „War das jetzt Tramal, Fortral oder Dolantin und sollte der Patient eine halbe Ampulle kriegen oder nicht?" Also blieb ihr nichts weiter übrig, als den diensthabenden Arzt anzufunken und zu fragen, was denn der Patient haben könnte. Dies war per Zufall der Stationsarzt und fühlte sich dann in nachtschlafender Zeit gestört, da er ja mittags schon gesagt hatte, daß der Patient bei Bedarf $^1/_2$ Ampulle Tramal haben könne. Es reiche ihm jetzt und er werde das Problem morgen noch mal ansprechen. „Das kann ja wohl nicht sein, daß man wegen solcher Lappalien geweckt wird."

Maria hat ein Problem mehr. Sie muß dem Arzt zum wiederholten Mal erklären, daß dies eigentlich sein Fehler war. Warum? Hätte er gleich beim ersten Mal die Anordnung schriftlich in der Kurve fixiert und unterschrieben, wäre er mit Sicherheit nicht geweckt worden. Diese Diskussion wird wieder sehr lange dauern.

Problemanalyse

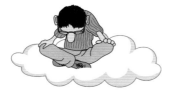

Auch diese beiden Beispiele stellen alltägliche Situationen dar, die in einer Pflegeeinrichtung niemals vollständig zu vermeiden sein werden. Niemandem sind Böswilligkeit oder grobe Versäumnisse vorzuwerfen. Und doch sind solche Probleme im Wiederholungsfall geeignet, die Nerven der Beteiligten zu zermürben.

Wie in anderen Unternehmen auch herrscht in Krankenhäusern eine klare Hierarchie: An der Spitze stehen der Verwaltungsdirektor und der oder die Chefärzte, die ihrerseits dem Krankenhausträger gegenüber Rechenschaft ablegen müssen. Am unteren Ende befinden sich Schüler, Studenten und Hilfskräfte. Als examinierte Pflegekraft stehen Sie – wie auch die Assistenzärzte – mittendrin. Sie sind gleichzeitig weisungsberechtigt und weisungsgebunden. Sie sind beispielsweise eindeutig an die ärztlichen Anweisungen gebunden, wenn es um medizinische Untersuchungen, Behandlungen und Verordnungen von Medikamenten geht. Das schließt aber nicht aus, daß Sie einen (möglicherweise unerfahrenen) Assistenzarzt mit wichtigen Informationen aus Ihrem eigenen (möglicherweise umfangreichen) Erfahrungsschatz versorgen, Vor-

Konflikte mit Ärzten 15

schläge machen oder bezüglich der ärztlichen Anordnung Bedenken anmelden. Entscheidend ist, daß Sie sich letztlich – wenn der Arzt auf seiner Meinung besteht – seinen Anweisungen unterordnen. Der Arzt trägt dafür die volle Verantwortung.

Schützen Sie sich, indem Sie die ärztliche Anweisung dokumentieren und gegenzeichnen lassen.

Der Fall liegt anders, wenn es um Fragen der Pflege geht. Das ist Ihr Kompetenz- und Verantwortungsbereich, für den Sie fundiert ausgebildet und examiniert sind.

Lösungsmöglichkeiten

Machen Sie den Ärzten und jedem anderen gegenüber höflich aber unmißverständlich klar:

Es ist Ihre Aufgabe und Ihr Wille, für eine optimale Pflege auf Ihrer Station zu sorgen.

Machen Sie deutlich, daß eine einwandfreie Durchführung entscheidend zum Erfolg der ärztlichen Behandlung beiträgt. Voraussetzung für eine optimale Pflege ist der reibungslose Informationsfluß zwischen den Ärzten und Pflegekräften, der hauptsächlich während der täglichen (in Pflegeheimen meist wöchentlichen) Visiten stattfindet.

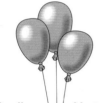

Machen Sie die Vorteile festgelegter Visitenzeiten deutlich:

- Für die Visite steht ausreichend Zeit zur Verfügung.
- Es steht mit Sicherheit eine voll examinierte Pflegekraft, vorzugsweise die Stations- oder Schichtleitung, bei Bereichspflege die Bereichspflegekraft, zur Verfügung.
- Die Visite kann gründlich vor- und nachbereitet werden. Keine Informationen gehen verloren.
- Untersuchungen können so terminiert werden, daß möglichst alle Patienten anwesend sind.
- Es ist genügend Zeit, fehlende Unterlagen (z.B. Röntgenbilder) zu besorgen.

Machen Sie die Vorteile einer lückenlosen Dokumentation ärztlicher Anordnungen deutlich:

- rechtliche Absicherung
- Klarheit und Sicherheit für alle Beteiligten
- Keine Informationen gehen verloren.
- Unnötige Nachfragen und Störungen werden vermieden.
- Auch das Personal nachfolgender Schichten (z.B. Nachtwache, Arzt im Nachtdienst) ist informiert.

Befolgen Sie die Kommunikationsregeln, die Sie bereits zum Umgang mit Ihren Kollegen (im Kapitel 1) kennengelernt haben:

- Ruhe bewahren. Konflikte sind keine Katastrophe.
- Problem beschreiben.
- Verständnis für die Situation der Ärzte zeigen.
- Anerkennung aussprechen.
- Keine Beschuldigungen aussprechen.
- Um Lösungsvorschläge bitten.

Gesetze der Hierarchie

Hierarchisch strukturierte Systeme (Unternehmen, Krankenhaus, Militär, Familien) funktionieren nur dann reibungslos, wenn auch ihre ungeschriebenen Gesetze von den Beteiligten befolgt werden. Die wichtigste Regel besagt:

Über die Grenzen der Hierarchie hinweg dürfen keine Bündnisse gegen Dritte auf der gleichen Hierarchiestufe geschlossen werden.

Wenn Schwester Maria sich über ihre Kollegin Susanne ärgert, die es wiederholt versäumt hat, ärztliche Anordnungen im Standard festzuhalten, und sie ihrem verständlichen Ärger gegenüber der Stationsärztin oder der Pflegedienstleitung Luft macht, überschreitet sie die Hierarchiegrenzen. Wenn sich Maria und die Stationsärztin einig sind, daß Susanne eine unzuverlässige Pflegekraft ist und man gemeinsam versuchen muß, sie zu mehr Ordnung zu erziehen, ist ein Bündnis über die Hierarchiegrenze hinweg gegen einen Dritten auf der gleichen Hierarchiestufe von Maria zustande gekommen. Maria und die Stationsärztin könnten sich auch gegen einen unliebsamen AIP verbünden, der in der hierarchischen Ordnung der gleichen Stufe wie die Assistenzärztin zuzurechnen ist. Wieder hätte eine Grenzverletzung stattgefunden. Besonders kritisch sind Verletzungen der Hierarchiegrenzen dann zu bewerten, wenn sie geleugnet werden. Konflikte werden dann nicht mehr offen ausgetragen. Ein Gefühl von Verunsicherung macht sich breit, das dazu führt, daß jeder ständig nach neuen Bündnispartnern sucht. Der für Krankenhäuser typische Dschungel von Bündnissen kreuz und quer durch die Hierarchie kann das Leben für die Opfer zur Hölle werden lassen. Überall drohen Beziehungsfallen. Im Extremfall führt das dazu, daß alles, was man tut oder sagt, von irgend jemandem zum Nachteil ausgelegt wird.

Hingegen sind offene Bündnisse auf der gleichen Hierarchiestufe (z. B. alle Mitarbeiter einer Station oder alle Pflegekräfte der Klinik) zur Vertretung gemeinsamer Interessen z. B. gegenüber dem Verwaltungsleiter eine gesunde und konstruktive Angelegenheit, wenn die oben genannten Kommunikationsregeln (Ruhe, Problembeschreibung, Verständnis, Anerkennung, Vermeidung von Beschuldigungen und Bitte um Lösungsvorschläge) befolgt werden.

Typische Fehler

▶ Unterwürfigkeit

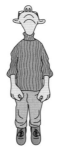

Selbst das überragende Können und die Berühmtheit eines Chefarztes stellen nicht Ihre eigene Kompetenz als Pflegekraft in Frage. Bei aller (auch kommunikationstheoretisch wünschenswerten) Anerkennung oder sogar Bewunderung für den Chef sind Sie Experte für Ihr Fachgebiet. Wahrscheinlich wird Sie die hohe Qualifikation des Chefs oder eines exzellenten Oberarztes dazu anregen, selbst überragende Leistungen im Bereich der Pflege zu bringen und Ihre Mitarbeiter entsprechend zu motivieren. Das Bewußtsein, am Ruhm einer Klinik teilzuhaben, kann so berauschend sein, daß Sie – ähnlich dem in seinem Beruf aufgehenden Arzt – alle Ihre privaten Interessen hintenanstellen. Aber erwarten Sie den gleichen übermenschlichen Einsatz deshalb nicht von Ihren Mitarbeitern. Vergessen Sie nicht, daß die Leistungsbereitschaft und -fähigkeit Ihrer Mitarbeiter Grenzen hat.

▶ **Feindseligkeit**

Ärzte und Pflegekräfte kämpfen in der Klinik in weiten Bereichen um die gleichen Interessen: ausreichende personelle Besetzung, angemessene Bezahlung, erträgliche Freizeitregelung. Nur in gemeinsamer Anstrengung gelingt die übereinstimmende Zielsetzung: Krankheiten zu heilen und Leiden zu lindern. Auch für ein Kompetenzgerangel gibt es wenig Anlaß, denn die Verantwortungsgebiete sind hinreichend klar abgesteckt. Wenn dennoch Animositäten zwischen Pflegepersonal und Ärzten auftauchen, liegt meist ein Problem auf der Beziehungsebene (mangelnde Anerkennung, Kränkung, Neid, Rivalität, Mißverständnisse) oder eine Verletzung der Hierarchiegrenzen vor.

▶ **Plumpe Vertraulichkeit**

Ein freundschaftliches, offenes, selbst ein herzliches Verhältnis zwischen Ärzten und Pflegekräften ist der Situation des gemeinsamen „Fronteinsatzes" im Krankenhaus durchaus angemessen. Wenn jedoch der Kontakt einen allzu privaten Charakter annimmt, wächst die Gefahr, daß Grenzen überschritten werden. Intime Informationen wechseln von einer Hierarchiestufe zur anderen. Beschämung, Rachegefühle, Eifersucht, Mißtrauen und die verhängnisvollen grenzüberschreitenden Bündnisse sind die Folge.

Praktische Tips

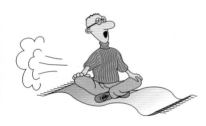

Festgelegte Visitenzeiten sind für alle Beteiligten eine wunderbare Erfindung und haben eigentlich nur Vorteile: Jeder ist da und weiß Bescheid, die Informationsweitergabe von den Pflegekräften und den Ärzten ist genau, Formulare und Anordnungen können gleich fixiert und unterschrieben werden. Die Reibungsfläche ist auf ein Minimum reduziert.

Ärztlich medizinische oder therapeutische Anordnungen dürfen aus rechtlichen Gründen nur nach schriftlicher Anordnung (mit Unterschrift) von der Pflege ausgeführt werden. Dies ist aus personellen Engpässen auch bei den Ärzten sehr oft nicht möglich (sind noch im OP oder in der Ambulanz). Jedoch sollte man sich hier von seiten der Pflege unbedingt die Dokumentation mit Uhrzeit, Namen des anordnenden Arztes und eigenes Kürzel angewöhnen. Der Arzt sollte, sobald er auf die Station kommt, seine Unterschrift sofort hinzufügen. Unachtsamkeit und Nachlässigkeit können unangenehme Folgen für die Pflegekraft haben.

3. Konflikte mit Patienten

Beispiel einer typischen Problemsituation

Haben Sie schon mal einem 45jährigen Patienten, mit Verdacht auf Herzinfarkt, von Beruf leitender Betriebsingenieur, der mitten in einem Bauprojekt steckt und mindestens einundeinhalb Päckchen Zigaretten am Tag raucht, erklärt, daß er Bettruhe einzuhalten hat?
Nicht nur nachts und wenn Visite ist, nein immer. „Waschen dürfen Sie sich auch nicht selbst, das übernehmen wir heute. Telefonieren wollen Sie? Nein, das ist nicht gut für Sie. Außerdem haben wir hier auf der Intensivstation auch gar kein Telefon in den Zimmern. Sie brauchen jetzt vor allen Dingen Ruhe. Ihre Frau kommt Sie doch täglich besuchen und wenn es Ihnen wieder besser geht und Sie auf Normalstation sind, können Sie auch ein Telefon bekommen und soviel telefonieren wie Sie möchten. Eine Nachricht habe ich noch: Sie müssen unbedingt jetzt erst mal Diät leben, Schonkost, aber das hat Ihnen ja der Doktor schon gesagt, oder? Nein, na ja, ballaststoffreich und fettarm und nicht so viel, damit der Verdauungstrakt nicht so viel arbeiten muß. Sie verstehen das doch, oder?"

Bei der Übergabe: „Der Herr S. ist ziemlich schwierig, er sieht es nicht ein, daß er im Bett bleiben muß und noch nicht mal für eine Zigarette aufstehen darf. Da muß heute jemand hin, der viel Ruhe hat und Geduld mitbringt. Wenn der Verdacht sich bestätigt, möchte ich nicht dabei sein. Wenn der Arzt ihm die Diagnose mitteilt, der kriegt glatt noch einen zweiten Herzinfarkt."

Eine andere, nicht seltene Art, wie sich Patienten unbeliebt machen und die Kommunikation nicht mehr stimmt, illustriert folgendes Beispiel: Herr M. versteht nicht, daß er im Bett bleiben muß und auf die Visite warten muß. Der Arzt soll doch bitte jetzt kommen, er möchte schließlich bei dem schönen Wetter noch mal in den Garten. Er wird doch morgen operiert und kann dann bestimmt eine Woche nicht raus. Wenn er schon hier ist, will er jedoch nicht im Zimmer eingesperrt bleiben. Die Schwestern können ihn ja dann im Garten holen, wenn der Arzt kommt oder er zum Röntgen oder EKG muß. Er versteht nicht, daß er sich an den Tagesablauf eines Krankenhauses zu halten hat und sagt: „Ich bezahle hier pro Tag viel Geld, also müßt ihr euch auch ein bißchen Mühe mit mir machen." Ein schwieriges Problem, welches es zu lösen gilt. Beschwerdebriefe an die Pflegedienstleitung oder die Geschäftsführung über das unfreundliche Personal sind keine Seltenheit.

Problemanalyse

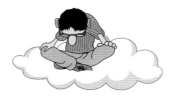

Als ausgebildete und erfahrene Pflegekraft wissen Sie, was der Gesundheit Ihrer Patienten zuträglich ist und was nicht. Das Wohl der Patienten liegt Ihnen am Herzen. Außerdem tragen Sie, solange sie sich in Ihrer Betreuung befinden, für sie die Verantwortung. Die behandelnden Ärzte erwarten von Ihnen, daß Sie darüber wachen, daß die Patienten die ärztlichen Anweisungen einhalten. Bedenken Sie aber auch:

Das (Fehl-)Verhalten eines Patienten ist Teil seiner Krankheit.

Konflikte mit Patienten 19

Das Verhalten, das Ihnen im Umgang mit einem Patienten Kopfschmerzen bereitet, legt er ja nicht nur Ihnen gegenüber an den Tag, sondern es prägt auch seine anderen zwischenmenschlichen Beziehungen. Vielleicht ist er deshalb sehr einsam. Oder er hat das Gefühl, ständig kämpfen zu müssen. Oder er ist es gewohnt, zu herrschen, und hat Angst, die Oberhand zu verlieren. Viele Erkrankungen resultieren ja gerade aus einem ständig erhöhten Angst- und Anspannungsniveau, das sich selbstverständlich auch im Sozialverhalten des Patienten auf der Station manifestiert.

Lösungsmöglichkeiten

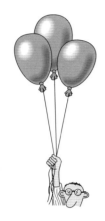

Schwierige Patienten sind solche, die sich nicht in den Stationsablauf einfügen, sich über Anweisungen hinwegsetzen oder unerfüllbare - Forderungen stellen. Der erste Schritt, darauf zu reagieren, wird in der Regel eine freundliche aber bestimmte Aufforderung sein, sich an die Anweisungen der Ärzte und Pflegekräfte zu halten. Eine kurze, sachliche Erklärung des Sinns der Anweisungen ist sicherlich hilfreich. Sollte das nicht fruchten, ist es sinnvoll, den Arzt zu bitten, mit seiner möglicherweise größeren Autorität einzuschreiten. Oft wird der Arzt jedoch genausowenig Erfolg haben oder schon von vornherein das Problem Ihnen überlassen. Was tun Sie dann?

Reiben Sie sich nicht auf.

Sie sind für das Wohl vieler Patienten verantwortlich. Beißen Sie sich nicht an einem die Zähne aus. Vergeuden Sie nicht Ihre kostbare Energie und Zeit, die Ihnen bei anderen dann fehlt.

Lassen Sie sich auf keinen Machtkampf ein.

Sie werden ihn verlieren. Denn der Patient wird (in neurotischer Weise) nicht eher ruhen, bis er seinen Willen hat. Der Machtkampf könnte seiner Gesundheit (und der Ihren!) mehr schaden, als das Fehlverhalten, um das es geht.

Üben Sie Verbundenheit.

Auch für den Umgang mit schwierigen Patienten gilt das, was wir schon bei Konflikten mit Ihren Kollegen empfohlen haben: Stellen Sie zuerst eine Beziehungsbasis her. Erst, wenn sich der Patient verstanden und akzeptiert fühlt, haben Sie einen Zugang zu ihm. Hierbei bewährt sich die Technik der positiven Deutung. Sie werden sehen, daß es sich um eine besondere Anwendung der oben genannten Regeln der Kommunikation: Anerkennung, Verständnis, Aufwertung des anderen handelt.

Positive Deutungen

Der Traum und sein Sinn

Ein orientalischer König hatte einen beängstigenden Traum. Er träumte, daß ihm alle Zähne ausfielen. Beunruhigt rief er seinen Traumdeuter herbei. Dieser hörte sich den Traum sorgenvoll an und eröffnete dem König: „Ich muß Dir eine traurige Mitteilung machen. Du wirst genau wie Deine Zähne alle Deine Angehörigen verlieren." Die Deutung erregte den Zorn des Königs. Er ließ den Traumdeuter in den Kerker werfen. Dann ließ er einen anderen Traumdeuter kommen. Der hörte sich den Traum an und sagte: „Ich bin glücklich, Dir eine freudige Mitteilung

*machen zu können: Du wirst älter werden als alle Deine Angehörigen."
Der König war erfreut und belohnte ihn reich. Die Höflinge wunderten sich sehr darüber: „Du hast doch eigentlich nichts anderes gesagt als Dein armer Vorgänger. Aber wieso traf ihn die Strafe, während Du belohnt wurdest?" Der Traumdeuter antwortete: „Wir haben beide den Traum gleich gedeutet. Aber es kommt nicht nur darauf an, was man sagt, sondern auch wie man es sagt."*
(aus Peseschkian, Auf der Suche nach Sinn, 1983)

Diese orientalische Geschichte führt uns in die wunderbare Methode der positiven Deutung ein, die wir dem persischen Arzt Nossrat Peseschkian verdanken. Jedes Verhalten, auch das Fehlverhalten eines kranken Menschen, kann als eine besondere Fähigkeit aufgefaßt werden. Wir können beispielsweise bei einem Suchtkranken die Fähigkeit würdigen, mit Hilfe des Alkohols oder Nikotins Streß und Konflikte vorübergehend erträglich zu machen. Die Unruhe und Ungeduld eines Patienten läßt sich als die Fähigkeit interpretieren, jede Sekunde des Lebens optimal auszunutzen. Mit solchen Deutungen

werten Sie den Patienten auf.

Sein Suchtverhalten wird als eine – wenn auch nicht optimale – Form der Lebensbewältigung anerkannt, die möglicherweise Schlimmeres verhindert, z. B. eine Depression oder Suizid. Wenn der Patient sich in dieser unerwarteten Weise angenommen und verstanden fühlt, helfen Sie ihm, seine Widerstände aufzugeben. Vielleicht wird er irgendwann von sich aus sagen, daß ihm sein Suchtverhalten Sorgen bereitet und er aufhören will.

Beachten Sie die Metakommunikation.

Der formale Ablauf eines Gesprächs ist mindestens ebenso wichtig wie die Inhalte, die darin besprochen werden. Ein wesentliches Merkmal von Verbundenheit ist die gemeinsame Sprache. Stellen Sie sich auf das Vokabular, die Wortwahl und den Satzbau Ihres Patienten ein. Eine gemeinsame Sprache läßt sich auch non-verbal, auf der Ebene des körpersprachlichen Ausdrucks sprechen: Wenn die Kommunikation funktioniert, zeigt sich das an Übereinstimmungen in der Körperhaltung, Mimik, Stimmodulation, im Atem- und Sprechrhythmus.

Ersetzen Sie „Können" durch „Wollen".

Die Überzeugung, etwas nicht zu können, nicht die erforderliche Kraft, Zeit, Fähigkeit, Durchhaltevermögen usw. zu haben, ist weit verbreitet. Nichts steht dem Glück und der Gesundheit vieler Menschen mehr im Wege, als diese Selbstlüge.
Dulden Sie nicht, daß ein Patient sagt: „Ich kann nicht." „Ich kann nicht" bedeutet nichts anderes als „Ich will nicht." Nicht zu wollen, ist das gute Recht Ihres Patienten. Aber er soll sich bewußt sein, daß er nicht will. Es gibt viele gute Gründe, nicht zu wollen. Einer der häufigsten ist Bequemlichkeit. Ein anderer ist, auf Lust und Genuß nicht verzichten zu wollen.
Es gibt aber noch eine besondere Art, nicht zu wollen:

Angst.

Ein Patient, der Alkohol oder Tabletten zur Beruhigung oder zur Stimulans einnimmt, befürchtet mit Recht, daß er ohne das Suchtmittel in einen unerträglichen Zustand gerät. Nicht selten sind die Ängste der Patienten irrational. Das heißt: Sie beruhen auf falschen Überzeugungen. Der überaktive Bauingenieur in unserem Beispiel hat eine tief verwurzelte Angst vor dem wirtschaftlichen Ruin, obwohl er in Wirklichkeit finanziell bestens abgesichert ist. Die Angst beruht auf einer alten Geschichte, bei der sein Vater bankrott ging und die Familie Not litt. Für den Patienten ist das Erleben der Angst immer leibnah und sehr real. Es hilft den Patienten nicht, ihn von der Unsinnigkeit seiner Ängste überzeugen zu wollen. Die ist ihm oft selbst bewußt. Abhilfe kann in solchen Fällen nur eine Psychotherapie schaffen, wenn der Patient diese wünscht.

Der Patient braucht eine Vision.

Wenn Sie etwas Zeit erübrigen können für einen Patienten, der Ihnen aus irgend einem Grund besonders am Herzen liegt und Sie dabei keine anderen Patienten oder wichtige eigene Belange vernachlässigen, können Sie noch einen Schritt weitergehen. Sprechen Sie mit dem Patienten über die Zukunft. Welche Pläne hat er? Welchen Sinn gibt er seinem Leben? Was glaubt er, was nach dem Tod auf ihn zukommt.
Eine wichtige Frage ist, was er tun will, wenn er geheilt ist und keine Beschwerden mehr hat. Sie werden viel erfahren über die tieferen Beweggründe des Patienten und vieles besser verstehen. Ein Patient, der sich vom Leben ohnehin nicht mehr viel verspricht, wird schwer davon zu überzeugen sein, daß er eine Diät einhalten soll. Andererseits können Sie eine Achtzigjährige mit Schenkelhalsfraktur, die unbedingt noch einmal ihren Sohn in den USA besuchen will, mit dieser Perspektive wunderbar zu den notwendigen Mühen der Mobilisierung ermuntern.

Sie sind Vorbild.

Ob Sie es wollen oder nicht: Ihr Patient wird sich an Ihrem Vorbild orientieren. Wenn Sie selbst rauchen, trinken oder übergewichtig sind, werden Sie kaum überzeugend für eine gesunde Lebensweise werben können. Das bedeutet nicht, daß Sie jetzt Ihrem Laster abschwören sollen. Die Welt wird wahrscheinlich nicht besser oder schlechter, wenn Sie Ihren Lebenswandel ändern oder beibehalten. Die vielen Patienten, die nicht wirklich etwas verändern wollen, werden sich bei Ihnen wohl und verstanden fühlen. Das ist nicht ironisch gemeint, sondern soll zum Ausdruck bringen, daß es nicht sehr nützlich ist, die Welt in richtig und falsch, gut oder schlecht einzuteilen. Sie tun ohnehin nur das, was Sie wollen. Und so ist es auch bei Ihren Patienten.

Therapeutische Basisqualitäten

Als Pflegekraft sind Sie im erheblichen Maße auch für die zwischenmenschlichen Belange der Patientenbetreuung zuständig. Man könnte es auch kleine Psychotherapie nennen. Wir haben deshalb die wichtigsten Eigenschaften von Therapeuten zusammengestellt, von denen man weiß, daß sie für den Erfolg von Psychotherapien maßgeblich sind. Selbstverständlich werden Sie in der Hektik des Stationsdienstes niemals diese Qualitäten voll erfüllen können. Sie sollen nur als Orientierungshilfe für den Umgang mit schwierigen Patienten gelten.

- Dem Patienten zuhören können, d. h. die Fähigkeit besitzen, genügend Geduld und Zeit aufzubringen.
- Den Patienten uneingeschränkt ernst nehmen und seine Probleme als wichtig anerkennen können.
- Zuversicht ausstrahlen, d. h. an die Fähigkeiten, die Ressourcen und das Heilungspotential des Patienten glauben.
- Über ausreichende Erfahrung, am besten über eigene Erfahrungen mit psychosomatischen Problemen und Selbstvertrauen, d. h. den Glauben an die eigenen menschlichen und therapeutischen Fähigkeiten verfügen.
- Sich in den Patienten einfühlen können und wollen, zur emotionalen Anteilnahme bereit sein und auch dazu, sich auf die möglichen Schwierigkeiten in der Beziehung einzulassen.
- In seinen verbalen und non-verbalen Äußerungen glaubhaft und echt sein.

Typische Fehler

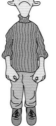

▹ Ratschläge erteilen

Über die notwendige Information des Patienten über angemessenes Verhalten und den Sinn der Untersuchungen und Behandlungen hinaus sind Belehrungen wenig hilfreich. Dauerhafte Lösungen für die eigenen Probleme können nur aus dem Patienten selbst stammen. Beschränken Sie sich darauf, klärende Fragen zu stellen und die Aufmerksamkeit auf Aspekte zu lenken, die der Patient bislang nicht beachtet hat.

▹ Moralisieren

Stellen Sie nicht Ihre Wertvorstellungen über die des Patienten. Die Art seiner Lebensgestaltung muß dem Patienten, nicht Ihnen gerecht werden. Was anderes ist es, wenn der Patient die Interessen und Bedürfnisse anderer Patienten oder des reibungslosen Stationsablaufs verletzt.

▹ Belehren

Der Patient verfügt über eine eigene Lebenserfahrung. Belehrungen passen nicht zum Umgang mit eigenverantwortlichen und mündigen Menschen.

▹ Verhören

Sie sind kein Detektiv, der um jeden Preis alle Schwächen des Patienten offenlegen muß. Das Bedürfnis des Patienten, nicht alles (gleich) preiszugeben, ist unbedingt zu respektieren.

▹ Klassifizieren

Stecken Sie den Patienten in keine typologische oder diagnostische Schublade. Sie ignorieren damit seine Einzigartigkeit. Wir behandeln Menschen, keine Diagnosen.

▹ Bagatellisieren

Nicht die äußerlich sichtbare Not sondern das subjektive, innere Leiden des Patienten ist der Maßstab für die Dringlichkeit mitmenschlicher Hilfe. Wenn Sie wissen wollen, wie stark ein Mensch durch seine Krankheit betroffen ist, schauen Sie sich die Auswirkungen dieser Krankheit auf sein Leben an.

Ein Maß für die Schwere einer Erkrankung

Um abzuschätzen, wie beeinträchtigt ein Patient durch seine Krankheit tatsächlich ist, eignet sich das Modell der vier Lebensbereiche nach Peseschkian.
Ganz gleich, ob es sich um eine organische oder seelische, äußerlich sichtbare oder unsichtbare Erkrankung handelt, fragen Sie nach den Einschränkungen in den vier Bereichen:

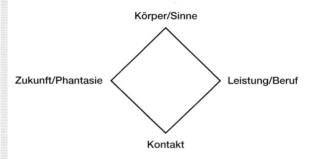

Stellen Sie folgende Fragen:

Ist der Patient körperlich eingeschränkt, in der Fortbewegung, beim Sport, bei der Sexualität? Wie erfährt sie/er ihren/seinen Körper über die Sinne – als Quelle der Lust und Freude oder der Qual?

Ist ihre/seine Arbeitsfähigkeit beeinträchtigt? Kann sie/er noch einer Beschäftigung nachgehen, die soziale Anerkennung und materielle Sicherheit gewährleistet?

Leiden ihre/seine Sozialkontakte? Erfährt der Patient durch seine Symptome vermehrte Zuwendung oder soziale Isolierung?

Hat ihre/seine Krankheit Auswirkungen auf ihre/seine Zukunftsplanung? Beschäftigt sie/er sich in der Phantasie nur noch mit ihren/seinen Beschwerden?

Wenn ein Patient berichtet, ihr/ihm fehle jede Energie, auf ihrem/seinem Körper laste ein beständiger Druck, sie/er könne sich nicht mehr auf die Arbeit konzentrieren, sie/er folge keinen Einladungen mehr, verschließe sich am liebsten in ihrer/seiner Wohnung, die Zukunft sei nur noch ein dunkles, beängstigendes Loch, und sie/er habe keine Hoffnung, daß es jemals noch einmal besser werde, dann ist dieser Mensch – selbst beim völligen Fehlen organischer Befunde – schwer krank. Haben Sie Ihre Diagnose bereits gestellt? Der geschilderte Patient leidet eindeutig an einem depressiven Zustandsbild, einem der qualvollsten Leiden überhaupt. Stellen Sie sich vor, ein solcher Patient bekommt immer wieder gesagt, daß er organisch gesund ist, daß ihr/ihm nichts fehlt. Eine Katastrophe, die den Patienten in die Verzweiflung, wenn nicht in den Freitod treiben wird.

Wie Sie sehen, gelingt mit den einfachen Fragen nach den vier Bereichen eine zuverlässige und objektive Einschätzung der Schwere einer Erkrankung. Sie können damit auch den sogenannten O.B.-Patienten gerecht werden, indem Sie bereits eine orientierende psychosomatische Diagnose und damit die Weichen für eine angemessene Weiterbehandlung stellen.

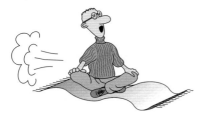

Praktische Tips

Grundsätzlich ist das Krankenhaus ein Dienstleistungsbetrieb, jedoch ist es schwierig, Dienstleistung mit Verboten und Regeln zu bestücken, an die sich der Kunde natürlich nicht halten will. Es gibt sicherlich einige Möglichkeiten, den Aufenthalt trotz aller Entbehrungen so angenehm wie möglich zu gestalten; jedoch benötigt hier das komplette Personal dringend eine Unterweisung in Geduld, Verständnis, Pädagogik sowie Psychologie und mehr als in einer Ausbildung für Pflegekräfte angeboten wird. An erster Stelle muß ein gut organisierter Aufnahmestandard stehen, damit der Kunde (Patient) von Anfang an beschäftigt ist und sich nicht als überflüssiges Wesen mit Langeweile herumplagen muß.

4. Konflikte mit anderen Gruppen

Beispiel einer typischen Problemsituation

Es ist nachmittag 15.30 Uhr. Die Pflegekräfte des Spätdienstes haben sich gerade hingesetzt und trinken Kaffee. Die meisten Patienten haben Besuch von ihren Angehörigen oder sind gerade gelagert worden und versorgt. Die übliche Zeit zum Kaffeetrinken. Auf Station kommt der Personalleiter. „Nur um mal so zu schauen, wie es denn so geht." Mit einem Schmunzeln auf den Lippen sagt er: „Ich denke, ihr habt alle so viel zu tun, deshalb muß ich euch doch die Zulage zahlen. Da muß ich doch gleich mal mit der PDL sprechen, ob das denn wirklich noch nötig ist, wenn es euch so gut geht." Die gute Laune von vor zehn Minuten ist wie weggeflogen. Keiner hat Lust, dem Personalleiter zu erklären, warum zur Zeit gerade alle hier sitzen und Kaffee trinken. Außerdem stimmt das mit den Zulagen ja so auch nicht mehr. Wenn man nicht jeden Monat pünktlichst genau seine Abrechnung kontrolliert, bekommt man die Zulage gar nicht mehr, weil die Personalabteilung das ständig vergißt.

Eine andere Situation:
Viele Patienten bekommen einmal täglich eine krankengymnastische bzw. physiotherapeutische Behandlung, lungenphysiotherapeutische Maßnahmen, Kontrakturenprophylaxe, Mobilisation, Stufentraining nach Herzinfarkt. Warum kann eine Pflegekraft selten sagen, wann die Physiotherapie da war, was gerade mit dem Patienten gemacht wird, und wie weit die Behandlung fortgeschritten ist? Warum weiß die Physiotherapie nicht, daß der Patient K. gestern nachmittag schon mit Hilfe der Pflege aufgestanden ist und alleine ein paar Schritte im Zimmer umhergelaufen ist? Wann kommt die Krankengymnastin wieder zum Patienten M. und übt mit ihm?

Problemanalyse

In Ihrem exponierten Dienstleistungsberuf sind Sie Träger einer ganz bestimmten Rolle. Es ist unumgänglich, daß Sie die

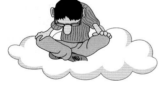

Erwartungen an Ihre Rolle

als Pflegekraft genau kennen. Dabei werden die Erwartungen der Patienten zum Teil andere sein als die der Ärzte. Und diese unterscheiden sich wieder von denen der Verwaltung.

Erwartungen der Patienten:	Zeit
	Geduld
	Freundlichkeit
	Menschlichkeit
Erwartungen der Ärzte:	Kompetenz
	Zuverlässigkeit
	Zusammenarbeit
	Engagement
Erwartungen der Verwaltung:	Fleiß
	Pünktlichkeit
	Ordnung
	Sparsamkeit

Lösungsmöglichkeiten

Für einen Dienstleister, ganz gleich ob Krankenpfleger, Arzt, Kellner oder Politiker, hängt die Anerkennung und der berufliche Erfolg davon ab, ob es gelingt, den Rollenerwartungen möglichst umfassend gerecht zu werden.

Definieren Sie Ihre Rolle

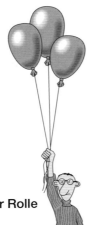

so präzise wie möglich. Orientieren Sie sich dabei an den Erwartungen derer, für die Sie arbeiten. Verschaffen Sie sich Klarheit über die Wünsche, die andere an Sie haben. Machen Sie eine Umfrage, schriftlich oder mündlich. Wenn Ihr Verständnis Ihrer eigenen Rolle deutlich von den Rollenerwartungen anderer abweicht, haben Sie den Beruf verfehlt. Ihre Arbeit wird unter solchen Umständen eine endlose Serie von Konflikten und Mißerfolgen sein.

Bedeutet das, daß Sie nur noch nach den Wünschen anderer leben sollen? Natürlich nicht. Auf Dauer werden Sie Ihre Rolle mit Freude nur dann ausfüllen können, wenn auch

die Grenzen Ihrer Rolle

feststehen. Die Erwartungen an Pflegekräfte stammen teilweise noch aus einer Zeit, in der die Pflege noch von unbegrenzt einsatz- und opferbereiten Ordensfrauen geleistet wurde. Machen Sie gegenüber Patienten, Ärzten und der Verwaltung unmißverständlich klar:

Sie sind nicht bereit, Ihre Gesundheit und Ihr Privatleben aufs Spiel zu setzen.

Sie bestehen auf Ihre Pausen und beanspruchen einen angemessenen Ausgleich für Ihre Überstunden. Bei personellen Engpässen setzen Sie Prioritäten und vertreten selbstbewußt, daß das eine oder andere unerledigt bleiben mußte. Dulden Sie keine Angriffe auf die Würde Ihrer Person. Sexuelle Belästigungen von welcher Seite auch immer lassen Sie sich ebensowenig gefallen wie beleidigende oder abwertende Bemerkungen.

Beispiele:

„Herr M. (Patient), ich dulde nicht, daß Sie mich anfassen. Wenn das noch einmal vorkommt, wird ein Kollege von mir Ihre Pflege übernehmen."

„Frau Doktor, es ist möglich (oder: ich sehe ein), daß ich einen Fehler gemacht habe. Das ist aber kein Grund, mich zu beleidigen."

Maria zum Personalleiter: „Wissen Sie eigentlich, was Sie mit Ihren Bemerkungen zu unserer Kaffeepause bewirken?" Der Personalleiter ist irritiert: „Was meinen Sie?" Maria: „Sie erreichen damit, daß unsere Laune schlagartig auf Null geht. Wir sind da sehr empfindlich. Noch vor wenigen Minuten sind wir alle über die Station gehetzt. Wollen Sie auch einen Kaffee?"

Maria wehrt sich hier höflich, aber energisch gegen die unberechtigte Erwartung des Personalleiters, die Pflegekraft solle am besten ohne Unterbrechung im Einsatz sein. Sie weiß sich der Unterstützung Ihrer Kollegen sicher. Auch mit der Pflegedienstleitung hat sie das Problem schon besprochen und Rückendeckung erhalten. Wichtig ist ein

gemeinsames Rollenverständnis

der Pflegekräfte. Verständigen Sie sich mit Ihren Kollegen, wo und wie Sie die Grenzen ziehen wollen. Es bedarf der Solidarität und gegenseitigen Unterstützung, um die Rollengrenzen erfolgreich zu verteidigen.

Um so klarer Sie Ihre Rolle und deren Grenzen definiert haben, desto leichter wird Ihnen die

Identifikation mit Ihrer Rolle

fallen. Ihre Leistungsfähigkeit und Lebensfreude hängen entscheidend davon ab, wie gut Sie sich mit dem identifizieren, was Sie gerade tun. Wenn Sie sich mit Ihrem Beruf nicht identifizieren können, dann machen Sie etwas anderes. Wenn Sie aber nicht bereit sind, etwas anderes zu machen, dann identifizieren Sie sich. Oder schaffen Sie die Voraussetzungen, sich identifizieren zu können. Denn ohne Identifikation schaffen Sie niemals das Beste, was Sie in Ihrem Beruf erreichen können:

Professionalität.

Professionalität bedeutet den Einsatz aller Fachkenntnisse, Fertigkeiten, Arbeitsmittel, Kommunikations- und Organisationshilfen, die Ihrer Tätigkeit höchste Qualität verleihen. Hohe Qualität macht Spaß, erhöht Ihren Wert auf dem Arbeitsmarkt, sichert Ihren Arbeitsplatz und Ihr Einkommen. Professionalität verschafft Ihnen Achtung und stärkt Ihr Selbstbewußtsein.
Professionalität gewinnen Sie durch:

- gründliche Ausbildung
- fachspezifische Weiterbildung (z.B. Pflegemanagement)
- fachübergreifende Zusatzausbildungen (Menschenführung, Kommunikation, Rhetorik, Körpersprache, Organisation)
- Berufserfahrung aus der Tätigkeit an verschiedenen Stellen
- Erfahrungsaustausch (Gespräche mit Kollegen, Kongresse, Symposien).

Professionalität ist keine kalt berechnende Karrierehaltung, sondern macht Ihren sozial wertvollen Einsatz wirksamer. Als Profi wissen Sie, was Sie können. Und dafür müssen Sie sich nicht schämen.

Es ist gut, wenn jeder weiß, was Pflege leistet. Engagieren Sie sich in Ihren Berufsverbänden. Helfen Sie mit, Ihren Beruf in der Öffentlichkeit richtig darzustellen: in der Presse, im Rundfunk und im Fernsehen, in den Zeitschriften der Krankenhäuser oder Pflegeheime, im persönlichen Gespräch.

Typische Fehler

▸ Falsche Bescheidenheit.

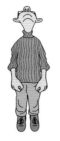

Möglicherweise gilt Bescheidenheit in Ihrer Familie als Tugend. In der rauhen Wirklichkeit eines Krankenhauses oder eines Heimes ist sie es nicht. Kein Mensch wird es Ihnen danken, wenn Sie nicht Ihre Interessen vertreten oder sich gegen Nachteile gewehrt haben. Mit den oben genannten Kommunikationsregeln (Ruhe bewahren, Problem beschreiben, Verständnis für die Situation der anderen zeigen, Anerkennung aussprechen, keine Beschuldigungen aussprechen, um Lösungsvorschläge bitten) haben Sie die Möglichkeit, Ihre Anliegen höflich, aber wirksam vorzutragen. Ein häufiger Grund für falsche Bescheidenheit ist Angst, über die wir im nächsten Abschnitt sprechen werden.

▸ Bei allen beliebt sein wollen.

Allgemeine Beliebtheit ist sicher schön. Aber sie hat einen hohen Preis. Denn man muß es allen recht machen. Dabei bleiben die eigenen Bedürfnisse auf der Strecke. Der Wunsch nach allgemeiner Beliebtheit ist oft verbunden mit der

▸ Hoffnung auf bessere Zeiten.

Die anderen müssen doch sehen, daß ich zu kurz komme. Irgendwann wird der Himmel Gerechtigkeit walten lassen und mich für meine Entbehrungen entschädigen. Sterntaler gibt es aber leider nur im Märchen.

Praktische Tips

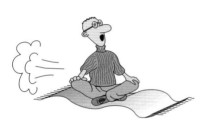

Die Verwaltungskräfte haben grundsätzlich sehr wenig Verständnis für die Tätigkeit einer Krankenpflegekraft. Warum? – Wer pflegt schon gerne Patienten. So schwer kann das doch gar nicht sein. – Sie kennen diese Diskussion sicherlich.

Ein bewährtes Mittel in unserer Klinikgruppe war, die Mitarbeiter der Verwaltung und anderer Berufsgruppen auf einen Arbeitstag im Pflegedienst einzuladen – mit Erfolg. Der Einladung folgten die Mehrheit der „Schreibtischkräfte" und das Verständnis für eine Pause am Morgen oder Mittag oder eine lange Übergabezeit stieg gewaltig. Berufspolitisch sollte man hier einmal über eine eindeutige Definition der Krankenpflege und ein einheitliches Leitbild nachdenken.

Mit anderen Berufsgruppen, die ebenfalls therapeutisch arbeiten, wäre es möglich, sich mindestens gemeinsam über Therapie und Pflege zu unterhalten. Gelungen ist der Informationsaustausch, wenn der/die Therapeut/in an den Visiten teilnimmt oder sich an den mittäglichen Übergaben beteiligt.

5. Wie gehe ich mit meiner Angst vor Verantwortung um?

Beispiel einer typischen Problemsituation

Auf der Station ist das personelle Chaos ausgebrochen: Jetzt sind endlich alle Stellen besetzt. Jahrelang hat man damit zu kämpfen gehabt, genügend examiniertes Pflegepersonal zu bekommen und nun sind zwei Pflegekräfte krank. Einer ist im Urlaub; einer im Nachtdienst und einer im Nachtdienstfrei. Das macht sage und schreibe fünf Leute, die auf einen Schlag fehlen. „Ins Frei kann ich jetzt keinen mehr schicken, bis wir zumindest mal wieder einen Mitarbeiter mehr haben", denkt sich Maria K. „Karin, du mußt jetzt bis auf weiteres mal die Schichtführung übernehmen. Ich arbeite im Frühdienst und Thomas muß dann übermorgen den Nachtdienst übernehmen. Eine andere Lösung sehe ich augenblicklich nicht." „Ich kann noch keinen Schichtdienst übernehmen; das ist zuviel für mich. Ich weiß doch gar nicht, was da so alles auf mich zukommen kann", meint Karin. Maria: „Karin, Du bist jetzt schon zwei Monate examiniert und hier auf der Station, was soll denn schon passieren, Du kannst doch alles. Außerdem habe ich keinen anderen mehr. Jetzt ist es an der Zeit, daß Du Dich endlich freischwimmst und von all Deinen Rockzipfeln loskommst!"

Problemanalyse

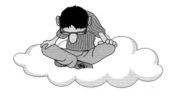

Karin steht vor dem großen Sprung ins kalte Wasser. Bei dem Gedanken, die Schichtleitung übernehmen zu müssen, schnürt sich ihr der Hals zu, ihr wird schwindelig, und ihr Hals wird feuerrot. Eigentlich freut sie sich darauf, Verantwortung zu haben. Aber jetzt würde sie am liebsten davonlaufen. Was ist das eigentlich für ein Phänomen, das jeder aus eigener Erfahrung kennt?

Angst ist eine unangenehme körperliche Empfindung.

Überrascht Sie diese Definition? Aber prüfen Sie einmal selbst nach, indem Sie sich an eine Situation erinnern, in der Sie selbst Angst hatten. Garantiert reagierte Ihr Körper. Schauen Sie einmal in der Liste „Körpersymptome bei Angst" nach, welche Körperreaktionen Ihnen aus eigener Erfahrung bekannt sind. Jeder hat seine individuelle Art, Angst körperlich zu erleben. Angst ohne Beteiligung des Körpers ist nicht möglich.

Körpersymptome bei Angst

allgemein:
- Erschöpfung
- Schwitzen
- Frösteln
- Kreislaufstörungen
- Steigerung oder Verlust des Körpergefühls

Kopf:	Erröten
	Schwindel
	Druck im Kopf
	Ohrensausen
	Flimmern vor den Augen
Hals:	Kloßgefühl
	Würgegefühl
	Durst, trockene Kehle
Brust:	Druck in der Brust
	Herzklopfen
	Herzschlag schneller
	Brustschmerzen
	schnelles Atmen (Hyperventilation)
	stockender Atem, Erstickungsgefühl, Luftnot
Magen/Darm:	Appetitlosigkeit
	flaues Gefühl im Bauch
	Übelkeit, Brechreiz
	Durchfall (sich vor Angst in die Hose machen)
	Blähungen
Blase:	Druckgefühl in der Blase
	plötzlicher Harndrang
Bewegungsapparat:	Zittern
	Muskelzucken
	unkoordinierte Bewegungen der Hände
	weiche Knie
geistige Funktion:	Beben oder Versagen der Stimme
	Konzentrationsstörungen
	Gedächtnisstörungen
	Gedankenblockade
	Schlafstörungen

Viele der aufgeführten Symptome kommen auch unter Umständen vor, die mit Angst nichts zu tun haben. Nach dem Sport zum Beispiel sind wir außer Atem und verschwitzt, unsere Haut ist gerötet, unser Herz schlägt schnell, ohne daß wir diesen Zustand als Angst erleben würden. Zum Gefühl von Angst gehört folglich noch mehr, als eine Körperreaktion und deren Wahrnehmung. Zur Angst gehören

katastrophierende Gedanken.

Bei Angst interpretieren wir entweder das Körpergefühl oder die augenblickliche oder bevorstehende Situation als Bedrohung. Typische katastrophierende Gedanken sind:

- Ich werde bestimmt scheitern.
- Ich schaffe das nie.
- Ich sehe schon vor mir, wie ich keinen Ton herausbekomme.
- Ich träume schon davon, daß mich alle auslachen.
- Ich habe immer Pech.
- Niemandem kann man trauen.

- Es lohnt sich nicht, sich anzustrengen.
- Ich darf mich nicht blamieren.
- Ich bin dumm.
- Ich bin nichts wert.
- Ich bin an allem schuld.

Solche Gedanken können in endlosen Selbstgesprächen unkontrolliert herumvagabundieren und so gefangennehmen, daß für die direkte sinnliche Erfahrung der Wirklichkeit kein Platz mehr ist.

Ängste sind häufig mit unsinnigen Forderungen an sich selbst verbunden:

- Du solltest in der Lage sein, alles zu ertragen.
- Ich muß besser sein als die anderen.
- Du mußt alles verstehen und jeden mögen.
- Du sollst immer produktiv sein.
- Ich muß um jeden Preis durchhalten.
- Man darf sich nichts anmerken lassen.
- Ohne Abitur bist du nicht viel wert.
- Wenn ich mich blamiere, kann ich mich hier nicht mehr blicken lassen.

Wen solche unrealistischen Selbstkonzepte beherrschen, muß wirklich vor jedem Schritt Angst haben.
Sie werden vielleicht jetzt denken: Das leuchtet ein. Aber wie werde ich denn jetzt meine Ängste los?
Wenn Sie sich an das Kapitel 1 (über die Konfliktbewältigung) erinnern, werden Sie die Antwort bereits ahnen:

Sie werden Ihre Angst behalten.

Genau wie Ihre Konflikte. Dafür gibt es eine einleuchtende Erklärung: Ihre Angst ist der Ausdruck dafür, daß Sie ein (oder mehr als ein) dringendes Bedürfnis haben. Ihre Angst entsteht, wenn die Erfüllung des Bedürfnisses aus irgendeinem Grund gefährdet erscheint. Bleiben wir bei unserem Beispiel: Karin hat den dringenden Wunsch, eine anerkannte Krankenschwester in leitender Position zu sein. Wenn sie diesen Wunsch nicht hätte, würde es sie wahrscheinlich kalt lassen, wenn Maria ihr die Schichtleitung anträgt. Sie würde sagen: „Kann ich nicht" oder „will ich nicht." Und selbst wenn sie auf Marias Druck hin die Schicht leiten müßte, wäre das eine gute Gelegenheit, mit unzureichender Leistung zu beweisen: Ich bin für diese Aufgabe ungeeignet.
Da Karin aber engagiert und ehrgeizig ist, ist diese erste Schichtleitung eine große Bewährungsprobe. Sie will eine hundertprozentige Leistung erbringen. „Mein Gott, wenn ich Fehler mache." Das Herz schlägt ihr zum Hals heraus und ihre Knie zittern. Warum hat Karin solche Angst?

Wir müssen drei Arten von Gründen für Angst unterscheiden:

Die Angst vor einer realen, aktuell oder zukünftig drohenden Gefahr. Das wäre beispielsweise der Fall, wenn Karin echte Defizite hätte, die sie bislang geschickt zu verbergen wußte. Dann wäre ihre Sorge völlig berechtigt.

Situationen, für deren Bewältigung keine zuverlässigen Vorerfahrungen zur Verfügung stehen. Das ist die natürliche Angst vor allem

Neuen und Unbekannten. Vielleicht hat Karin noch nie Verantwortung tragen dürfen, weil ihr bisher immer alles abgenommen wurde.

Ursachen, die (lange) zurückliegen. Die Psychoanalyse nimmt an, daß Angst durch nicht bewältigte frühkindliche Traumata bzw Mangelerfahrungen oder einen unbewußten Konflikt zwischen Trieben und Gewissen (Über-Ich) entstanden ist. Es wäre denkbar, daß Karin von ihren Eltern immer wieder zu hören bekam: „Dazu bist Du zu klein. Das kannst Du nicht. Es ist gefährlich, etwas alleine zu machen. Karin ist ein braves Mädchen und faßt nichts an." Ursachen für die Angst, die lange zurückliegen, sind oft unbewußt. Zumindest ist der Zusammenhang mit der Angstentstehung nicht bewußt.

Schwere Fälle solcher – auch neurotisch genannter – Angst bedürfen einer psychotherapeutischen Fachbehandlung. Aber selbst eine psychotherapeutische Behandlung kann in den seltensten Fällen die Angst beseitigen. Was sie jedoch leisten kann ist, daß die Betroffenen mit der Angst angemessen umgehen lernen.

Lösungsmöglichkeiten

Halten Sie sich immer wieder vor Augen:

Angst ist völlig normal.

Ein Leben ohne Angst ist eine Fiktion. Geben Sie die Hoffnung auf, Ihren Ängsten davonlaufen zu können. Wenn Sie es versuchen, wird Sie die Angst nur um so hartnäckiger verfolgen. Sie können sie nicht herausschneiden lassen wie ein Geschwür. Sie ist ein Teil von Ihnen. Sie gehört untrennbar zu Ihnen. Was immer auch die Ursache für Ihre Angst sein mag, Sie werden sie nur bewältigen, wenn Sie sich Ihrer Angst stellen.

Angst hat den Sinn, Sie nicht zur Ruhe kommen zu lassen, bis Sie das anstehende Problem gelöst haben. Angst ist einfallsreich. Sie produziert eine Vielzahl von Körpersensationen, um Sie in Atem zu halten.

Machen Sie sich klar, wie sich Ihre Angst anfühlt.

Es ist äußerst unbequem, sich der Angst zu stellen. Aber Sie werden nicht darum herumkommen. Werden Sie zum Experten für Ihre Angst. Achten Sie darauf, wie Ihr Körper reagiert, wenn Sie Angst haben. Sie werden diese Gefühle niemals mögen. Dazu sind sie zu unangenehm. Aber Sie können Ihre Angstgefühle zu alten Bekannten machen.

Beobachten Sie Ihre Gedanken.

Wir sagten bereits, daß das Fatale bei Angst das katastrophierende Denken ist. Beobachten Sie Ihre Gedanken. Schreiben Sie sie auf. Sie werden erstaunt sein, welche bizarren Geschichten Sie sich in Ihren angstvollen Selbstgesprächen erzählen.

Karin zum Beispiel hat das sonderbare Gefühl, daß zwei Kollegen, mit denen sie zusammenarbeiten soll, ihr die Schichtleitung neiden. „Sie werden bestimmt versuchen, mich reinzulegen", denkt sie, „Thomas hat mich vorhin in einer Art von der Seite angesehen, die nichts Gutes ahnen läßt. Und Christine begrüßt mich immer so förmlich. Die hat bestimmt was gegen mich."

Beobachten Sie, was wirklich ist.

Möglicherweise gehören Sie zu den Menschen, die mehr in ihrer Theorie über diese (meist als schlecht empfundene) Welt leben, als daß sie sich die Mühe machen, hinzuschauen, was wirklich ist. Vor allem, wenn wir von Angst gefangengenommen sind, sehen und hören wir nur noch das, was unsere katastrophierenden Gedanken bestätigt. Das nennt man selektive Wahrnehmung.

Auch Karin wurde Opfer ihrer selektiven Wahrnehmung. Der „schräge" Blick von Thomas war nichts anderes als der etwas unbeholfene Versuch, von Karin ein Lächeln geschenkt zu bekommen. Was Karin gar nicht mitbekommen hat, ist, daß Thomas jede Gelegenheit nutzt, in ihrer Nähe zu sein. Christine ist wirklich sehr reserviert. Was Karin entgangen ist: Sie ist es mit allen anderen auf Station auch.

Denken Sie Ihre Angst zu Ende.

Wenn wir Angst haben, erwarten wir eine größere oder kleinere Katastrophe. Für Karin besteht die Katastrophe darin, bei der Schichtleitung zu versagen. Die Gefahr des Versagens ist tatsächlich gegeben. Jeder von uns lebt mit dem Risiko, zu versagen. Die Wahrscheinlichkeit, zu versagen, ist für Karin zwar gering. Aber Wahrscheinlichkeitsberechnungen helfen wenig gegen Angst. Viel wirksamer ist es, wenn Sie sich das Schlimmste, was auf Sie zukommen kann, ausmalen. Maria könnte enttäuscht sein. Schadenfreude könnte sich bei denen breitmachen, die Karin nicht leiden mögen. Möglicherweise würde es etwas dauern, bis sie eine neue Chance bekäme. Ganz sicher aber ist Karin das Gefühl von Blamage. Jeder weiß, wie hundsmiserabel sich das anfühlt: Vielleicht wird sie einen Druck in ihrer Brust fühlen, Kopfschmerzen haben, schlecht schlafen oder nichts mehr essen können. Verständlich ist, daß Karin einen solchen Zustand nicht riskieren will.

Aber warum eigentlich nicht? Was ist so schlimm daran? Dieser Zustand würde vielleicht einige Stunden oder Tage anhalten. Dann aber wäre die Sache erledigt. Dauerhafte Schäden muß Karin sicher nicht befürchten. Was Karin also riskiert, ist folglich ein Zustand, der höchst unangenehm ist, nicht weniger, aber auch nicht mehr.

Angst fühlt sich scheußlich an, aber sie ist todsicher ungefährlich.

Wenn wir ständig unserer Angst ausweichen, ist das viel gefährlicher. Wir geraten in eine depressive oder resignative Stimmung, weil wir uns von unserer Angst davon abhalten lassen, das zu tun, was unseren Bedürfnissen entspricht. Wir gelangen jetzt zu einer Schlußfolgerung, die den meisten Menschen grotesk erscheinen muß:

Tun Sie das, wovor Sie sich am meisten fürchten.

Riskieren Sie ganz bewußt die unangenehmen Gefühle, die immer auftauchen, wenn Sie im Begriff sind, über Ihren Schatten zu springen. Allen großen Dingen geht Angst voran. Wenn Sie Angst fühlen, sind Sie im Begriff, eine Grenze zu überschreiten. Angst ist die Energie, die für Veränderung, Entwicklung und Wachstum notwendig ist.

Angst ist total unbequem.

Wenn Sie sich entschließen, gegen Ihre Angst anzutreten, ist eines gewiß: Sie werden tüchtig ins Schwitzen kommen. Wenn Sie wirkliche Fortschritte machen wollen, wenn Sie selbstbewußter und sicherer werden wollen, wird es mit Sicherheit anstrengend. Sie bekommen nichts umsonst.

Typische Fehler

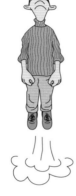

▸ Übertreibungen

Wenn Sie sich entschlossen haben, ins kalte Wasser zu springen und unangenehme Gefühle zu riskieren, werden Sie wahrscheinlich die wunderbare Erfahrung machen, daß Sie sich, nachdem Sie die beunruhigende Situation durchgestanden haben, befreit und glücklich fühlen. Vielleicht werden Sie von der Anstrengung erschöpft sein. Aber das ist nicht weiter schlimm. Gönnen Sie sich danach ausreichend Ruhe und genießen Sie ausgiebig Ihren Fortschritt.
Was anderes ist es, wenn Sie sich nach Ihrem Gang durch die Hölle elend fühlen und lange Zeit brauchen, sich zu erholen. Dann haben Sie sich zuviel zugemutet. Auch das ist kein Beinbruch. Aber Sie wissen dann, daß Sie Ihren nächsten mutigen Schritt kleiner bemessen.

▸ Nicht alles auf einmal.

Lassen Sie sich Zeit. Versuchen Sie nichts zu erzwingen. Gehen Sie einen Schritt nach dem anderen. Jeder kleine, aber erfolgreiche Schritt ermutigt Sie, den nächsten zu wagen.

▸ Einzelkämpfertum

Wenn Sie ein ängstlicher Mensch sind, brauchen Sie Unterstützung. Wenn Sie alleine kämpfen, geht Ihnen allzu leicht die Luft aus. Es ist gut, wenn Sie sich mit einer vertrauten Person austauschen können, die Sie auf Ihre blinden Flecken (selektive Wahrnehmung) und Ihre Selbstlügen (Illusionen und katastrophierende Gedanken) aufmerksam macht.

Praktische Tips

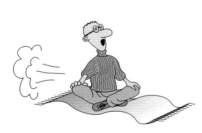

Neue Mitarbeiter und besonders frisch examinierte Pflegekräfte haben sehr oft eine große Angst vor der Verantwortung der Schichtleitung, da sie hier die Mitarbeiter einteilen, auf Visite gehen und über alle Patienten informiert sein müssen. Sie sind jetzt der „direkte Ansprechpartner der Station, der verantwortlich ist". Das ist ein großer Schritt in dem Berufsleben der/s Krankenschwester/-pflegers, da sie/er ja bis dahin mindestens drei Jahre lang immer noch einen Hauptverantwortlichen auf der Station vor sich hatte. Deshalb ist frühzeitiges Training schon während der Ausbildung wichtig. Jede Pflegekraft sollte den Ehrgeiz besitzen, Ansprechpartner auf der Station zu sein. Das stärkt das Selbstbewußtsein.
Auch die Stationsleitungen müssen ihrerseits versuchen, Mitarbeiter frühzeitig einzuarbeiten oder einarbeiten zu lassen, und ihnen erst unter Beobachtung und dann selbständig, aber in Anwesenheit des Mentors, Arbeiten übertragen, die im Notfall auf jeden zukommen können. Die Ärzte erweisen sich hier meistens als guter Ansprechpartner bei der Einarbeitung der Mitarbeiter und können auch in Teilbereichen die Mentorenfunktion übernehmen.

6. Wie gehe ich mit meiner Angst vor Fehlern um?

Beispiel einer typischen Problemsituation

Pfleger Bernd ist 54 Jahre und steht schon sehr viele Jahre im Berufsleben. Aufgrund von Umstrukturierungen im Hause und den notwendigen Sparmaßnahmen ist er genauso wie andere Leitungen gezwungen, die Arbeitsabläufe auf der Station zu verändern. Hier gilt es, die Effektivität sämtlicher Tätigkeiten – von der Übergabe bis hin zur Grundpflege – zu überprüfen. Bernd tut sich hier sehr schwer. Bis dato lief seine Station wunderbar. Jetzt hat er zwei Pflegekräfte weniger und ein komplett anderes, schwereres Patientengut zu betreuen. Gleichzeitig gibt es auch keine Aushilfen mehr. Letzten Monat hatte er die Genehmigung, sich Aushilfen für ein bestimmtes Stundenkontingent – obere Grenze war die Stundenzahl von zwei Vollkräften – zu holen. Er hatte die Rechnung nicht verstanden, aber nichts gesagt. Nach Ablauf des Monats stellte sich heraus, daß er statt 292 Stunden 480 Stunden an Aushilfen abgegeben hatte. Das war über eine Vollkraft pro Monat zuviel. Maria K. (Stationsleitung der anderen chirurgischen Station) hat ihn auf seinen Fehler hingewiesen, aber Bernd hat der PDL nichts gesagt in der Hoffnung, es würde nicht auffallen.

Leider doch. Das Gespräch war dann sehr unangenehm. Bernd darf erst mal den Dienstplan nicht mehr alleine für den Folgemonat aufstellen, sondern muß ihn zur Genehmigung der PDL vorlegen. Jetzt hat er große Angst, daß er beim nächsten Fehler seinen Job verliert. Auf einmal wirkt er unsicher in allen Entscheidungen, und seine Station ist gar nicht mehr so gut organisiert. Er macht Überstunden, um ja alles korrekt zu hinterlassen. Die Stimmung in seinem Team hat auch merklich nachgelassen, da er mehr Druck ausübt und schlecht gelaunt wirkt.

Problemanalyse

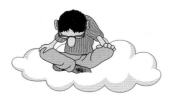

Ein Satz, der tief in unseren Köpfen verwurzelt ist, lautet: „Du darfst keinen Fehler machen." Wir haben schon im vorangegangenen Kapitel einige unsinnige Forderungen, mit denen sich viele von uns täglich herumquälen, kennengelernt. Diese Forderungen beruhen auf Überzeugungen über uns und diese Welt, die wir irgendwann – meist von unseren Eltern – gelernt haben. Viele Überzeugungen – wir nennen sie auch Kognitionen – sind wichtig, damit wir uns im Leben orientieren können. Aber so manche Überzeugungen sind nichts als Vorurteile, unselige (nämlich beängstigende) Verzerrungen der Realität. Das Tückische ist, daß die falschen Kognitionen in ihrer Form und Sprache durchaus vernünftig und einleuchtend erscheinen und von richtigen kaum zu unterscheiden sind. Die Vorurteile halten sich oft hartnäckig, weil sie durch die Übereinstimmung mit anderen Angehörigen der gleichen sozialen oder kulturellen Gruppe immer wieder bestärkt werden. Beim medizinischen Personal besteht eine unheilvolle Übereinstimmung darüber, perfekt zu sein oder zumindest scheinen zu müssen. Dabei sind Fehler gerade im hektischen Krankenhausbetrieb, in dem das Unvorhersehbare die Regel ist, unvermeidlich. Doch obwohl die Medien voll sind von Meldungen über Unzulänglichkeiten in den Krankenhäusern, umgeben sich Ärzte und Pflegepersonal weiter mit dem Nimbus der Unfehlbarkeit. Wie aber können Sie dieser Tyrannei der Perfektion entgehen?

Lösungsmöglichkeiten

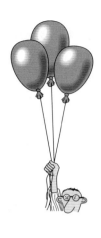

Im Kapitel 4 haben wir empfohlen, daß Sie sich Klarheit über die Erwartungen anderer an Ihre Rolle verschaffen. Spekulieren Sie nicht einfach darüber, was andere sich von Ihnen wünschen. Sie können sich gründlich täuschen. Diskutieren Sie diese Frage mit Ihren Kollegen. Prüfen Sie, ob Sie alles beherrschen, was zu einer professionellen Ausübung Ihres Berufs gehört. Wenn Sie bei sich Defizite feststellen, beseitigen Sie diese schnellstens. Wenn Sie sich zum Beispiel – wie Bernd – bei der neuen Berechnung des Dienstplanes unsicher fühlen, vertrauen Sie sich jemanden (wenn nötig, auf einer anderen Station oder in einem anderem Haus) an, der es beherrscht. Jeder ist stolz, als Experte gefragt zu werden. Und fast jeder wird sich freuen, Ihnen Wissen und Fertigkeiten zu vermitteln. Oft fehlt es einfach an Berufserfahrung oder Übung. Das ist keine Schande, wenn man es von Anfang an offen bekennt.

Machen Sie die Grenzen Ihres Könnens deutlich.

Damit vermeiden Sie, daß falsche Erwartungen an Sie gerichtet werden und daß Sie sich selbst unter Druck setzen. Machen Sie aber gleichzeitig klar:

Sie sind gewillt, Ihr Wissen und Können zu vervollständigen.

Sie ruhen sich nicht einfach auf Ihrem Unvermögen aus und hoffen, daß die anderen es schon richten werden. Damit würden Sie sich auf Dauer den Unmut oder die Verachtung Ihrer Kollegen einhandeln. Für Ihr Selbstwertgefühl ist es wichtig, daß Sie ständig dazulernen und sich verbessern. Was aber tun Sie, wenn Ihnen – wie Bernd – wirklich ein Fehler unterlaufen ist?

Bekennen Sie Ihren Fehler und übernehmen Sie die Verantwortung dafür.

Einen Fehler offen einzugestehen, kostet Überwindung. Aber was kann Ihnen wirklich passieren? Daß sich Ihre Kollegen über Sie ärgern? – Ärgerlicher ist es, wenn jemand seine Fehler ständig abstreitet oder vertuscht. Daß Sie an Sympathie verlieren? – Das kann passieren, wenn Sie immer den gleichen Fehler wiederholen. Dann wirken selbst Ihre Schuldbekenntnisse wie Heuchelei. Für andere ist es wichtig, daß Sie sich wirklich für den Fehler verantwortlich fühlen. Achten Sie bitte auf die Wortwahl: verantwortlich nicht schuldig. Ihre Schuld nützt niemandem etwas. Machen Sie gegenüber Ihren Mitmenschen deutlich:

Ich bin der Verursacher des Problems. Ich bin entschlossen, es zukünftig anders zu machen.

Sagen Sie nicht: Ich will mich bemühen, es anders zu machen. „Sich-Bemühen" ist Augenwischerei, eine unehrliche Masche, andere gnädig zu stimmen. Wenn Sie sich nur bemühen wollen, heißt das, daß Sie nichts wirklich ändern wollen. Wenn Sie aber nicht wirklich Ihre Defizite beseitigen wollen, dann haben Sie kein professionelles Rollenverständnis und sollten den Beruf wechseln.

Wenn es aber die Angst selbst ist, die dazu führt, daß Sie Fehler machen, wenn Sie vor lauter Angst nicht mehr Herr Ihres Willens sind, dann benötigen Sie therapeutische Hilfe. Zögern Sie unter solchen Umständen bitte nicht, einen auf diesem Gebiet kundigen Arzt oder Psychologen aufzusuchen.

Typische Fehler

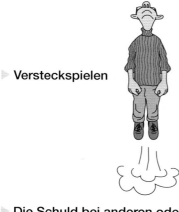

▸ Versteckspielen

Es ist überaus menschlich, aus Angst vor Strafe oder Kritik zu versuchen, Fehler zu verbergen. Aber in welche fatale Sackgasse gerät Bernd, wenn er das Verbergen von Fehlern zur Überlebensstrategie macht. Er ist schließlich nur noch mit der Sorge beschäftigt, daß nichts auffliegt. Kostbare Energie wird dabei gebunden. Energie, die ihm bei der Erfüllung seiner pflegerischen Aufgaben fehlt. Energie, die er benötigt, daß Fehler erst gar nicht entstehen. Das Versteckspielen wird so zur Quelle neuer Fehler, ein Teufelskreis.

▸ **Die Schuld bei anderen oder in den äußeren Umständen suchen.**

Wie manche einen großen Teil ihrer Energie und Zeit für das Versteckspielen vergeuden, halten sich andere ständig damit auf, ihre Versäumnisse irgendwie zu rechtfertigen. Gerne wird das Verhalten der anderen zur Entschuldigung herangezogen. Auch Bernd könnte in dem Gespräch mit der PDL erst einmal versuchen, die Verantwortung für seinen Fehler loszuwerden: „Mir hat ja keiner richtig erklärt, wie man das Stundenkontingent richtig berechnet." Durch diese Äußerung würde er die PDL aber erst richtig auf die Palme bringen, würde er doch indirekt ausdrücken: „Es ist nicht meine Aufgabe, dafür zu sorgen, mir fehlende Kenntnisse zu verschaffen." Die PDL müßte denken: „Habe ich es denn hier mit einem unselbständigen Kind zu tun?"

Hinter dem Versuch, die Verantwortung abzuwälzen, kann Bequemlichkeit stecken: „Ich will mich nicht anstrengen." Bequemlichkeit hat keinen Platz im Krankenhaus. Oft ist es aber – wie bei Bernd – Angst: „Ich schaffe es nicht (mehr)." Wenn die Angst überhand nimmt, ist professionelle Hilfe angezeigt.

Praktische Tips

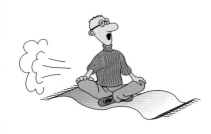

Gute Einarbeitung frisch examinierter Mitarbeiter im Stationsalltag und ein wenig Verständnis für die Unsicherheit nehmen sehr viel Angst, und die Fehlerquote wird sicherlich geringer.

Das gleiche kann man auch für „alte Hasen" im Beruf gelten lassen, die die Gewohnheiten des Hauses noch nicht kennen können.

Es hat sich in der Berufspraxis bewährt, einen Einarbeitungskatalog für neue Mitarbeiter zu erstellen mit allen Informationen über das Haus, die Abteilung und die Standards, die ja schon seit langem zur Pflicht der Pflege gehören. Darüber hinaus sind Mentoren, die sich in der Einarbeitungszeit von mindestens sechs Wochen in den gleichen Dienst mit dem neuen Mitarbeiter eintragen und ausschließlich mit ihm zusammenarbeiten, eine sehr sinnvolle Umsetzung der qualitativ hochwertigen Einarbeitung.

Im Fall von Bernd reicht ein Gespräch mit der PDL alleine nicht aus. Er muß sich mit der neuen Berechnung eines Dienstplanes auseinandersetzen. Warum verpflichtet er nicht die PDL, ihm dies beizubringen, damit er damit sicher umgehen kann. Wenn dies geschehen ist, kann er mit ruhigem Gewissen seine Arbeit weitermachen.

7. Wie gehe ich mit meiner Angst vor Kritik um?

Sprichst du, was dir gefällt, mußt du auch das hören, was dir nicht gefällt. (Alkaios)

Beispiel einer typischen Problemsituation

Die neue Assistenzärztin auf Station hat nicht gerade den besten Ruf. Sie ist ein bißchen vorlaut und läßt sich von den Pflegekräften überhaupt nichts sagen. Außerdem meint sie, daß die Pflegekräfte sämtliche Richt- und Aufräumarbeiten für sie übernehmen müßten.

Petra hat ihr Examen seit zwei Monaten. Sie möchte alles richtig auf Station machen. Die Assistenzärztin hat sie auf dem „Kieker". Sie ordnet grundsätzlich in Petras Pflegegruppe alles alleine an, ohne sich abzusprechen oder eine Visite anzugeben. Außerdem hält sie es nicht für nötig, Anordnungen korrekt mit dem Reiter in der Kurve anzuzeigen, sondern verlangt, daß Petra alle Kurven auf Anordnungen hin überprüft. Petra hat schon mehrfach versucht, mit der Assistenzärztin darüber zu reden. Sie bekommt jedoch die Antwort, sie solle sich erst mal als gute Krankenschwester beweisen. Mit den anderen Pflegekräften habe sie, die Assistenzärztin, auch keine Probleme. „Aber bitteschön, wir können ja mal zur Leitung gehen und sagen, was sie hier für unfähige Mitarbeiter in der Pflege hat. Und wenn nötig, gehen wir halt mal zum Chefarzt. Der ist sowieso mit der Pflege hier auf dieser Station nicht einverstanden." Petra traut sich lange nicht, mit der Leitung zu reden. Als dann aber wieder ein Vorfall passiert, kann sie sich nicht mehr beherrschen. Sie kommt aufgebracht zu der Stationsleitung und fängt an, heftig über die Assistenzärztin zu schimpfen. Jetzt sind so viele Sachen angestaut, daß sie nicht mehr genau weiß, wann was passiert ist. Außerdem hat sie auch Angst, mit der Assistenzärztin zu reden. „Die macht mich ja nur fertig, und am Ende kann ich gar nichts mehr. Vielleicht kündige ich jetzt oder gehe auf eine andere Station."

Problemanalyse

Die Schaulustigen und der Elefant

Man hatte einen Elefanten zur Ausstellung bei Nacht in einen dunklen Raum gebracht. Die Menschen strömten herbei. Die Besucher konnten den Elefanten nicht sehen, und so versuchten sie, seine Gestalt durch Betasten zu erfassen. Da der Elefant groß war, konnte jeder Besucher nur einen Teil des Tieres greifen und es nach seinem Tastbefund beschreiben. Einer der Besucher, der ein Bein des Elefanten erwischt hatte, erklärte, daß der Elefant wie eine starke Säule sei. Ein zweiter, der die Stoßzähne berührte, beschrieb den Elefanten als spitzen Gegenstand. Ein dritter, der das Ohr des Tieres ergriff, meinte, er sei einem Fächer ähnlich. Der vierte, der über den Rücken des Tieres strich, behauptete, der Elefant sei so gerade und flach wie eine Liege.

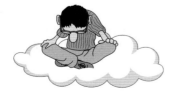

Diese Geschichte ist eine wunderbare Metapher für unser menschliches Dilemma: Wir können immer nur einen kleinen Ausschnitt der Wirklichkeit erkennen. Es erscheint uns aber so, als wäre dieser Ausschnitt die einzige und ganze Wirklichkeit. So ärgert und beunruhigt uns alles, was mit unserer Sichtweise nicht übereinstimmt. Wir verstehen „Kritik"

oft im Sinne von „Tadel". Wenn wir kritisiert werden, fühlen wir uns angegriffen und abgewertet. Wir neigen dazu, uns gegen jede Kritik zu panzern und einen Verteidigungskampf oder einen Gegenangriff zu führen.

Ursprünglich bedeutet das griechische „krinein" soviel wie „unterscheiden" oder „urteilen". Das griechische „kritike" ist die „Kunst der Prüfung und Beurteilung". Wir sind dringend auf Kritik von außen angewiesen, wenn wir uns vor Täuschung und Irrtum bewahren wollen, besonders auch hinsichtlich unserer eigenen Person (Selbstkritik). Wie sollen wir mit Kritik von anderen umgehen? Auf welche Weise sollen wir andere kritisieren?

Lösungsmöglichkeiten

Jede Kritik, die uns entgegengebracht wird – selbst die unsachliche – enthält eine Vielzahl wertvoller Informationen. Der Kommunikationswissenschaftler Schulz von Thun erkennt in jeder Kritik eine Sachinformation, eine Beziehungsbotschaft, eine Selbstoffenbarung und einen Appell. Betrachten wir diese vier Aspekte im Hinblick auf unser Beispiel.

Die Sachinformation

Die Assistenzärztin bringt ihre Wünsche zum Ausdruck. Sie sagt, was sie will und was sie nicht will. Sie sagt, daß sie mit den anderen Pflegekräften gut auskommt und daß der Chefarzt mit der Pflege auf Petras Station nicht einverstanden ist.

Die Beziehungsbotschaft

Die Assistenzärztin sucht offensichtlich keine gleichwertige Beziehung zu Petra, sondern betont ihren „höheren" Rang. Sie will offensichtlich nicht mit Petra partnerschaftlich zusammenarbeiten. Schon gar nicht will sie sich von ihr etwas sagen lassen, weil Petra noch unerfahren ist und ihr deshalb keine Kritik zusteht.

Die Selbstoffenbarung

Die Assistenzärztin gibt mit ihrem Verhalten und ihren Aussagen auch eine Menge über sich selbst preis: Sie klammert sich an ihre (zweifelhafte) Autorität als Ärztin. Sie pocht auf ihr Weisungsrecht. Sie ist nicht bereit, sich mit Petra abzusprechen. Sie droht mit dem Chefarzt, um sich durchzusetzen. All das spricht nicht für Souveränität. Vielmehr sieht es so aus, als sei die Assistenzärztin sehr unsicher und unerfahren. Dieser Aspekt ist für Petra sehr wichtig, weil er ihr hilft, über den Horizont ihrer eigenen Betroffenheit hinauszuschauen. Wenn Petra in der Lage ist, auch die Nöte der Assistenzärztin zu sehen und zu verstehen, hört sie auf, für die Probleme nur eigene Fehler oder die Böswilligkeit der anderen Seite verantwortlich zu machen. Sie begreift dann, daß es sich bei dem Konflikt vor allem um ein Verständigungsproblem handelt, das auf bestimmten Erfahrungen, unterschiedlichen Erwartungen und Ängsten auf beiden Seiten beruht.

Der Appell

Die Assistenzärztin sagt: „Ich erwarte, daß Sie, Schwester Petra, die Kurven auf meine Anordnungen hin durcharbeiten. Bevor Sie mich kritisieren, beweisen Sie sich erst einmal als gute Krankenschwester." Vordergründig betrachtet lautet der Appell: „Mache was ich will und widersprich mir nicht." Wenn Petra den Selbstoffenbarungsaspekt mit einbezieht, kann sie den Appell der Assistenzärztin auch so verstehen: „Bringe mir bitte Respekt entgegen und verunsichere mich nicht." Plötzlich wird ihr klar: „Ja, es macht mir tatsächlich Spaß, die Assistenzärztin herauszufordern und zu verunsichern." Petra kann das Spiel gegenseitiger Provokation und Verunsicherung mit der Ärztin beliebig lange fortsetzen. Wenigen Augenblicken des Triumphes werden zahllose des Leidens gegenüberstehen. Wie kann Petra mit der Situation konstruktiver umgehen? Grundlegende Regeln kennen Sie bereits aus Kapitel 1:

- Ruhe bewahren. Kritik ist keine Katastrophe.
- Verbundenheit erhalten oder herstellen
  (Platz anbieten, Bereitschaft zum Gespräch signalisieren).
- Kritik mit den eigenen Worten wiederholen
  („Habe ich Sie/Dich richtig verstanden, daß...").
- Verständnis für die Sichtweise des anderen zeigen.
- Für die Kritik danken, wenn möglich Anerkennung aussprechen.
- Auf Gegenbeschuldigungen verzichten.
- Um Lösungsvorschläge bitten.

Wie bringe ich meine Kritik an anderen vor?

- Das wichtigste ist, immer Verbundenheit zu erzeugen oder zu erhalten. Ohne Verbundenheit, das heißt: Ohne eine funktionierende Beziehungsbasis geht auf der Sach- und Inhaltsebene nichts.

- Bevor Sie das Problem ansprechen, überlegen Sie, was Sie sagen und wie Sie es sagen wollen. Überlegen Sie auch, welche nachteiligen Konsequenzen Ihre Offenheit haben könnte (Was kann Ihnen schlimmstenfalls passieren?).

- Wenn Sie sich entschlossen haben, Offenheit zu wagen, beginnen Sie mit etwas, was Sie an der kritisierten Person schätzen. Loben Sie Teilaspekte des anderen. Erst danach äußern Sie, was Sie stört.

- Sprechen Sie in erster Linie von sich selbst, wie *Sie* das Problem wahrgenommen und erlebt haben, was *Ihnen* wehgetan hat, welches *Ihrer* Bedürfnisse nicht beachtet wurde. Drücken Sie *Ihre* Gefühle aus.

- Machen Sie immer wieder Ihren Respekt deutlich, den Sie trotz der Kritik, die Sie aussprechen, empfinden.

Typische Fehler

- Explodieren
- Zaudern
- Werten

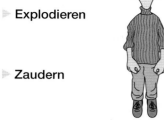

Wenn Sie sich ärgern, versuchen Sie, nicht sofort zu reagieren. Warten Sie, bis die erste Woge Ihrer körperlichen Reaktionen vorüber ist. Warten Sie, bis Sie sich wieder beruhigt haben, aber nicht länger.

Das Problem darf nicht „verjähren". Wählen Sie den nächstmöglichen Zeitpunkt, das kritische Thema anzusprechen. Denken Sie auch immer daran, welche Konsequenzen es haben wird, wenn Sie das Thema weiterhin vermeiden: Das Problem wird Ihnen mit großer Wahrscheinlichkeit immer wieder begegnen und Sie belasten.

Vermeiden Sie wertende Aussagen über Ihren Gesprächspartner. Zum Beispiel ist es besser, statt: „Du bist ein Egoist" zu sagen, folgende Ich-Botschaft zu geben: „Ich ärgere mich über dich. Ich könnte platzen vor Wut, wenn du immer nur an dich denkst."

Praktische Tips

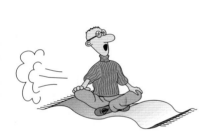

Das Selbstbewußtsein einer Krankenschwester leidet sehr, wenn sie in ihrem Kompetenzbereich kritisiert wird.

Hier sollte man durch einen regelmäßigen Gesprächszirkel allen Mitarbeitern – gleich welchen Rang sie einnehmen – sachliche Kritik beibringen und dann auch durchführen lassen. Mit einem ausgebildeten Trainer (vielleicht im Rahmen der Qualitätszirkel, die jetzt in aller Munde sind) kann man hier die Konfliktsituationen wesentlich reduzieren. Die Mitarbeiter müssen wissen, was es heißt, Kritik zu üben: Nur wenn ich weiß, wie man die Situation verändern kann, habe ich das Recht, Kritik zu üben. Sonst ist es pure Meckerei.

Im Falle von Petra könnte ein gemeinsames Gespräch mit der Ärztin und der Stationsleitung erfolgen.

8. Wie gehe ich mit meiner Angst vor Autorität um?

Beispiel einer typischen Problemsituation

Maria K. hat ein Problem: Ihr Personalschlüssel ist auf 10 Vollkräfte für 27 Patienten gekürzt worden. Es ist sehr schwer, hier eine gute Organisation mit gleichbleibender Qualität zu gewährleisten. Gleichzeitig verändert sich die Patientensituation. Entweder sind es Kurzlieger, die eine dauernde Aufnahme, Entlassung und Bettenschieberei abfordern. Oder vermehrte Langlieger, die aber gleichzeitig schwere Pflegefälle sind und entsprechend hohe Anforderungen an das Personal stellen. Seit ein paar Wochen ist es außerdem üblich, zwei Patienten auf den Flur zu stellen, da ja „morgen die anderen Patienten entlassen werden. Es wird schon gehen". Ihr Personal wird zunehmend unzufriedener, weil es durch die vermehrte Arbeit in Überstunden gedrängt wird. Aber reden Sie mal mit dem Chefarzt oder dem Oberarzt und machen Sie denen klar, daß diese vermehrte Arbeit nicht mehr lange zu leisten ist. Sonst fangen die Mitarbeiter an, sich mit Kündigung zu beschäftigen, weil sie sich nicht ausbeuten lassen wollen. Die Antwort lautet: „Wir haben auch unseren Druck und sind an die im letzten Jahr gestiegene Patientenzahl gebunden. Stellen Sie sich nicht so an, wir arbeiten auch so viel. Wenn Sie sich hier nicht wohl fühlen, dann müssen Sie halt gehen. Sie werden ja schon sehen, daß es woanders auch nicht besser ist." Die Diskussion mit der PDL über mehr Personal oder Aushilfen braucht Maria gar nicht zu führen. Es ist Mehrarbeit angesagt. Der Standardspruch lautet: „Das Ende der Entwicklung ist noch lange nicht in Sicht." Auf Station muß Maria mittlerweile selbst ganz autoritär den Dienstplan vorgeben. Der Chefarzt hat doch letztens glatt gesagt: „Die Pflege funktioniert auch nicht mehr. Ich habe keine Lust, mir das noch lange anzuschauen."

Prost Mahlzeit. Der Wind weht auf einmal ganz anders. Und kein Land ist in Sicht. Maria hat Angst, daß sie den Situationen, die nun auf sie zukommen, nicht mehr gewachsen ist. Die Ärzte scheinen das irgendwie besser in den Griff zu kriegen. Und die PDL? Na ja, die ist ja dann auch nicht mehr an der Basis und hat gut reden.

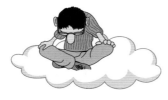

Problemanalyse

Woher rührt die Angst vor Autorität? Wenn wir dieser Frage nachgehen wollen, müssen wir uns in unsere Kindheit zurückversetzen. Schauen Sie sich nur einmal das Größenverhältnis zwischen einem Erwachsenen und einem Fünfjährigen an. Aus der Sicht des Kindes ist der Erwachsene übergroß und übermächtig. Wenn die Eltern zudem sehr streng sind, dem Kind wenig eigenen Willen zugestehen und Vergehen gegen die elterlichen Regeln hart bestrafen, muß sich das Kind noch kleiner und ohnmächtiger fühlen. Diese schmerzlichen Erfahrungen und Gefühle der eigenen Schwäche begleiten uns ein Leben lang. Sie werden immer dann wieder wach, wenn wir mit Menschen, die wirklich oder vermeintlich mächtiger sind als wir, konfrontiert werden.

Es ist auch der umgekehrte Fall möglich: Wenn wir – besonders als Einzelkind – überaus verwöhnt wurden und immer unseren Willen bekamen, werden wir kaum gelernt haben, für unsere Bedürfnisse und Überzeugungen zu kämpfen. Die harte Wirklichkeit in der Hierarchie eines Krankenhauses oder Pflegeheimes kann uns dann leicht überfordern und Ängste auslösen.

Wer Angst vor Vorgesetzten hat, tut sich oft auch damit schwer, selbst Vorgesetzter zu sein. Entweder wird er/sie aus Furcht, sich nicht durchzusetzen, einen rigorosen Führungsstil an den Tag legen. Oder er/sie wird allzu gewährend im Sinne eines Laissez-faire-Stils sein, in der Hoffnung, sich so die Sympathie der Mitarbeiter zu erhalten und Auseinandersetzungen zu entgehen. Beides wird mit hoher Wahrscheinlichkeit zur Unzufriedenheit der Untergebenen führen und Konflikte heraufbeschwören.

Lösungsmöglichkeiten

Die Angst vor Autoritäten ist normal.

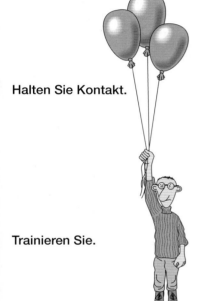

Und diese Angst ist auch zweckmäßig. Immerhin sind Autoritäten, also Vorgesetzte, Lehrer, Personalchefs und alle anderen, zu denen wir aufblicken oder die wir fürchten, Menschen, von denen unser Wohl mehr oder weniger abhängt. Es ist klug, mit solchen Menschen sorgfältig umzugehen.

Halten Sie Kontakt.

Pflegen Sie den Umgang mit Autoritäten, auch wenn es mühsam ist. Suchen Sie gerade den Kontakt zu denen, vor denen Sie sich am meisten fürchten. Denken Sie daran, daß diese Menschen wichtig für Sie sind. Wenn Sie sich aus dem Umgang mit höher gestellten Leuten zurückziehen, verlieren Sie jede Möglichkeit, Einfluß zu nehmen und Ihre Interessen zu vertreten. Noch schlimmer aber ist, daß Sie um so mehr Angst vor jedem weiteren Gespräch haben werden.

Trainieren Sie.

Betrachten Sie jede Begegnung, jede Begrüßung, jedes Gespräch mit einer Autoritätsperson als Übung, als Fitneßtraining in Sachen Kommunikation, als ein Sport, in dem Sie in Höchstform kommen wollen.

Sie brauchen einen Trainer.

Wenn Sie Tennisspielen wollen, wenden Sie sich doch auch an jemanden, der das Spiel besser beherrscht als Sie. Suchen Sie sich unter Ihren Kollegen jemanden, der mit Autoritäten in einer Art umgeht, die Ihnen gefällt. Eine/r, bei der/dem der Umgang vor allem mit der Autoritätsperson gut funktioniert, mit der Sie Ihre meisten Probleme haben. Sprechen Sie der/demjenigen Ihre Bewunderung aus und bitten Sie sie/ihn um Unterstützung. In schweren Fällen können Sie sich auch an einen Profi, einen Kommunikationsexperten oder Coach, wenn Sie sich krank fühlen, auch an einen Therapeuten wenden.

Finden Sie Ihren eigenen Stil.

Wenn Sie Unterstützung im Kollegen- oder Freundeskreis oder durch einen professionellen Helfer gefunden haben, bedeutet das nicht, daß Sie dessen Stil exakt übernehmen. Sie werden Ihre ganz eigene Form finden, das Problem in den Griff zu bekommen. Die Unterstützung durch einen anderen Menschen dient vor allem dazu, Anregungen dafür zu bekommen, wie es auch anders geht. Manches von den Strategien Ihres

Trainers wird Ihnen auf Anhieb gefallen, anderes paßt vielleicht überhaupt nicht zu Ihnen. Aber bitte schieben Sie die Entschuldigung: „Das paßt nicht zu mir" nicht vor, wenn Sie in Wirklichkeit nur Angst haben oder zu bequem sind, etwas Neues zu probieren.

Typische Fehler

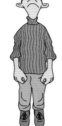

▸ Entweder – Oder

Im Umgang mit Vorgesetzten ist weder eine auftrumpfende noch eine devote Haltung angebracht. Denken Sie daran, daß Sie eine (hoffentlich) klar definierte Rolle haben. Sie können innerhalb Ihrer pflegerischen Kompetenz selbstbewußt Ihre eigene Sichtweise vertreten, wenn gleichzeitig klar ist, daß Sie zuverlässig in der Befolgung von Anordnungen sind, die in den Kompetenzbereich Ihrer Vorgesetzten fallen.

▸ Feindbilder erzeugen

Vorgesetzte sind keine Gegner. Sie haben ebenfalls ihre Rolle und ihre Aufgabe, der sie verpflichtet sind. Ein Verwaltungsleiter oder ein Chefarzt können durchaus einen Auftrag (z. B. Einsparungen) erfüllen, der zu Ihren Zielen und den Interessen Ihrer Mitarbeiter (z. B. streßarmes Arbeiten) im Widerspruch steht. Formulieren Sie den Interessenkonflikt stets so, daß er den Charakter eines gemeinsamen Problems bekommt (siehe auch Kapitel 1).

▸ Machtverhältnisse ignorieren

Fatal kann es sich auswirken, wenn Sie die Machtverhältnisse verkennen. In Zeiten von Stellenabbau und zunehmenden Arbeitslosenzahlen wird natürlicherweise die Position des Personals schwächer. Die Waffe, mit Kündigung zu drohen, wird zunehmend unscharf. Andererseits wird die Solidarität des Pflegepersonals Interessen schützen helfen. Vor allem wird ein wirklich professionelles Rollenverständnis den Marktwert der Mitarbeiter erhöhen. Spitzenkräfte sind eben nicht ohne weiteres zu ersetzen.

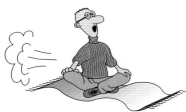

Ich gewinne, du gewinnst.

Praktische Tips

Ständige Kommunikation mit allen Beteiligten in Gesprächszirkeln ist auch hier das Idealziel. Um Sicherheit im Reden zu erreichen, sollte man sich für einen Rhetorikkurs anmelden, der „rote Kopf" beim Angesprochenwerden nimmt mit Sicherheit ab. Empfehlenswert ist die Taktik:

Der richtige Einstieg und die richtige Einstellung sind schon die halbe Miete für ein Gespräch. Sie haben drei Möglichkeiten der Gesprächsgestaltung:

1. Ich gewinne — Du verlierst!

2. Ich verliere — Du gewinnst!

3. Ich gewinne — Du gewinnst!

Sie sollten die letztere Möglichkeit bevorzugen. Denn nur wer bereit ist ab und zu zugeben; das heißt einen Kompromiß zu finden, der hat auch Chancen zum Erfolg.

9. Angst und Selbstwertgefühl

Beispiel einer typischen Problemsituation

Horst ist ein stiller, fleißiger Kollege. Keine Arbeit ist ihm zuviel. Er meckert nie. Leider wird er von allen ausgenutzt. Wenn irgendwo mal einer ausfällt, schiebt er zusätzlichen Dienst oder arbeitet freiwillig länger. Ein zusätzlicher Nachtdienst – kein Problem. Er ist eben allzeit bereit. Was kaum auffällt ist, wenn Horst bei einer Stationsfeier nicht dabei ist. Komisch, auf der letzten Party war er auch nicht. Ach ja, er hat ja Dienst. Nächstes Jahr müssen wir aber unbedingt daran denken, daß Horst mal dabeisein kann.

Beliebt ist Horst nicht bei jedem. Petra hat mit ihm ihre besonderen Probleme: „Du schmeichelst Dich ja nur bei Maria ein, weil Du auf den Stellvertreterposten scharf bist. Merkst Du eigentlich nicht, daß Du uns in den Rücken fällst, wenn Du alles machst, was man Dir sagt?" „Das ist doch gar nicht so. Aber wenn wir doch jemanden für den Nachtdienst brauchen, ich habe doch Zeit und kann das machen. Das macht mir wirklich nichts aus." „Ja, ja, das sagst Du immer." Horst ist nicht unbedingt glücklich mit dieser Situation, aber er will seine Arbeit gut machen und um Himmels willen nicht auffallen. Wenn die Leitung fragt, ob er Zeit hat? Den privaten Termin kann man doch verschieben, so wichtig war er auch nicht.

Ein kurzer Blick ins Privatleben von Horst: Er lebt alleine in einer 50 m² Wohnung, ein spärlich gefüllter Kühlschrank, viele Romane. An seinen freien Wochenenden ist er bei seinen Eltern und genießt die familiären Stunden. Einen echten Freundeskreis hat er nicht. Ein paar Bekannte, mit denen er sich ab und zu mal zum Essen trifft. Eine Freundin? Nee, das ist doch alles viel zu kompliziert. Der Schichtdienst kommt noch dazu und dann, so wie ich aussehe.

Problemanalyse

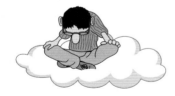

Wir haben in den vorangegangenen Kapiteln viel über Angst gesprochen. Das Gefühl der Angst geht oft mit einem anderen quälenden Gefühl einher: mit Zweifeln an dem eigenen Wert. Das Gefühl von Minderwertigkeit oder Wertlosigkeit wirft auch die Frage nach der eigenen Daseinsberechtigung und nach dem Lebenssinn auf. Wie Horst kämpfen viele Menschen täglich gegen ihre Selbstzweifel, indem sie Leistung bringen. Sie wollen sich unentbehrlich machen und versuchen, es allen recht zu tun, um Anerkennung und Bestätigung von außen zu finden. So können sie ihre innere Leere lindern, aber nur kurzfristig. Immer neue Anstrengungen sind erforderlich. Und nie stellt sich dauerhaft das Gefühl von Zufriedenheit ein, das sie so sehr ersehnen. Mit der Zeit erschöpfen sich die Kräfte. Mit der Ahnung, daß all die Anstrengungen vergeblich sind, breitet sich Hoffnungslosigkeit aus. Die ersten Symptome von Depression und Burn-out treten auf.

Die vier Fluchtreaktionen

Die Flucht in die Leistung ist nicht die einzige Möglichkeit, Selbstwertprobleme zu kompensieren. Wir können Anerkennung und Bestätigung auch dadurch finden, indem wir uns verstärkt in soziale Kontakte stürzen, von einer Einladung zu anderen eilen, uns in Vereinen, einer Partei oder in der Gemeinde engagieren. Auch der völlige Abbruch aller Kontakte ist eine mögliche Konfliktreaktion. Andere treiben einen exzessiven Körperkult: Sie kasteien sich im Fitneßstudio, ruinieren ihre Haut unter der Sonnenbank, geben ein Vermögen für den letzten Modeschrei aus und betreiben die Liebe als Leistungssport. Wieder andere finden Trost für die schmerzvolle Erfahrung der eigenen Unvollkommenheit in der Phantasie: Abgeschottet von störenden Kontakten geben sie sich Vorstellungen eigener Macht und Größe oder Träumen von einer besseren Zukunft hin.

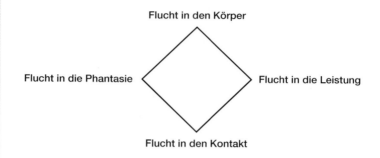

Abbildung: Die vier Fluchtreaktionen nach Nossrat Peseschkian

Wie können wir uns die Entstehung von Selbstwertproblemen erklären? Zunächst gilt auch hier:

Zweifel an den eigenen Fähigkeiten und dem eigenen Wert sind völlig normal.

Und bis zu einem gewissen Grad durchaus berechtigt. Denn unsere Mitmenschen: zunächst die Eltern, Großeltern und Geschwister, später Lehrer, Mitschüler, Freunde, Arbeitgeber, Kollegen, Kunden haben Erwartungen an uns, die wir zum Teil nur unter großen Anstrengungen erfüllen können. Bei Menschen mit schweren und anhaltenden Erschütterungen des Selbstwertgefühls findet man in der Lebensgeschichte gehäuft besonders ungünstige Entwicklungsbedingungen. Das Selbstwertgefühl leidet,

- wenn das natürliche Kontaktbedürfnis eines Kindes wiederholt unerfüllt bleibt, zum Beispiel, weil die Eltern beide berufstätig sind und deshalb das Kind herumgeschoben wird.
- wenn ein Kind seine natürliche Bestrebung, sich unabhängig von den Eltern zu bewegen, nicht ausleben durfte, zum Beispiel, weil die Mutter überängstlich ist (overprotection).
- wenn das Gefühl von Sicherheit und Geborgenheit sich nicht entwickeln kann, weil keine konstante Bezugsperson zur Verfügung steht, zum Beispiel bei Heimkindern.

- wenn ein Kind wiederholten Kränkungen, zum Beispiel durch Ausgelacht- oder Nicht-beachtet-werden oder demütigenden Bestrafungen ausgesetzt ist.

Menschen mit schwachem Selbstwertgefühl hatten als kleines Kind große Angst, die Liebe der Eltern zu verlieren. Sie mußten sich deshalb streng nach deren Verboten und Geboten richten, um geliebt zu werden. Sie verlangen sich selbst große Leistungen ab, um das vermeintliche oder tatsächliche Liebesdefizit auszugleichen. Sie bleiben ihr Leben lang extrem abhängig von der Bestätigungen von außen, weil ihnen die innere Anerkennung fehlt. So angewiesen auf das Urteil den Mitmenschen sind sie aber gleichzeitig sehr kränkbar. So kann es leicht passieren, daß sie auf die eine oder andere Weise von ihren Mitmenschen enttäuscht sind und sich zurückziehen.

Lösungsmöglichkeiten

Energie gleichmäßig verteilen

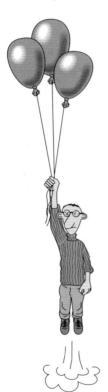

Ein Hauptproblem von Menschen mit Selbstwertstörungen ist der Energiehaushalt. Es ist grundsätzlich nichts verkehrt daran, sich in die Arbeit zu stürzen oder sich großartigen Träumen hinzugeben. Bedenklich ist allerdings jede Form von Einseitigkeit. Wenn Sie nur noch arbeiten, verbrauchen Sie rasch Ihre Batterie. Ihre durch Leistung verbrauchte Batterie laden Sie am besten dadurch wieder auf, daß Sie sich auch in den anderen drei Bereichen (Körper, Kontakt, Phantasie) betätigen. Das bedeutet konkret: Schaffen Sie sich zur Arbeit einen Ausgleich, indem Sie Sport treiben, sich Zeit für die Mahlzeiten und Körperpflege lassen, private Kontakte pflegen (Partnerschaft, Familie, Freunde) und auch Ihren Geist nähren, indem Sie lesen, Musik hören, ins Theater, Kino oder in Ausstellungen gehen. Einseitigkeit schadet auf Dauer. Ideal, aber in der Lebenspraxis natürlich nur annähernd erreichbar, ist die gleichmäßige Energieverteilung auf die vier Bereiche: Körper, Leistung, Kontakt, Phantasie.

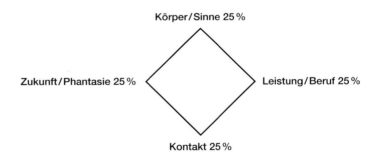

Selbstbewußtsein fällt nicht vom Himmel

Schauen Sie sich bitte einmal in Ihrem Bekanntenkreis nach selbstbewußten Menschen um, die ein erfülltes Leben führen! Selbstbewußtsein und Lebensfreude sind in der Regel das Ergebnis konsequenten persönlichen Einsatzes. Deshalb liegen Sie mit Ihrer Disziplin und Ihrem Arbeitseinsatz schon richtig. Aber Sie sind wie der Mensch, der ein halbes Leben auf einem Bein steht und sich wundert, daß es wehtut. Sie versuchen es zunächst mit noch größeren Anstrengungen und Training der Muskulatur. Wenn alles nichts hilft, begeben Sie sich mit dem schmerzenden Bein in Behandlung. Der Arzt wendet alle möglichen Therapien an. Doch nichts hilft dauerhaft gegen die Schmerzen.

Bringen Sie Ihr anderes Bein ebenfalls auf den Boden. Besetzen Sie nach und nach auch die Bereiche, in denen Sie sich nicht so sicher fühlen wie dort, wo Sie mit Leistung glänzen können. Wenn Sie Angst haben, bei geselligen Anlässen dabeizusein, gehen Sie gerade hin. Wenn Sie das Alleinsein fürchten, trainieren Sie es, indem Sie erst für Stunden, dann vielleicht für ein paar Tage irgendwohin fahren, wo Sie niemanden kennen. Wenn Sie sich unsportlich und unförmig fühlen, melden Sie sich im Sportstudio an. Wenn Sie meinen, daß Sie ein uninteressanter und phantasieloser Gesprächspartner sind, machen Sie einen Rhetorikkursus. Wenn Sie Angst haben vor dem Nichtstun, fangen Sie an, zu meditieren.

Lebensglück gibt es nicht zum Nulltarif.

Sie werden vielleicht sagen: „Mein Gott, wie anstrengend. Mein Leben ist doch schon anstrengend genug." Es kann viel anstrengender sein, sich zu einer Ruhepause durchzuringen als weiterzuarbeiten. Schauen Sie sich noch einmal bei denen um, die Ihnen mit ihrem Selbstbewußtsein imponieren. Deren Leben ist garantiert nicht bequem. Sie werden sehen, daß diese selbstbewußten Menschen sehr aktiv sind und zwar beruflich ebenso wie privat, körperlich wie geistig. Anstrengung erschöpft nicht, wenn wir sie gleichmäßig verteilen.

Typische Fehler

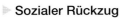

Selbstbeschuldigung und Selbstbestrafung

Es muß eine sonderbare Lust darin sein. Sonst wäre es nicht so verbreitet, sich mit Selbstvorwürfen und Selbstverachtung zu geißeln. Der größte „Vorteil" aber besteht wohl darin, daß derjenige, der sich ständig selbst abqualifiziert, nicht wirklich etwas ändern muß. Im Mief der Überzeugung „Ich bin nichts wert", „Ich bin ein Versager" oder „Ich mache sowieso alles falsch" läßt es sich gemütlich einrichten. Es hat ja doch alles keinen Sinn. Also bleibt alles wie es ist. Mißmut und Pessimismus sind auch eine Form von Bequemlichkeit und Angst.

Sozialer Rückzug

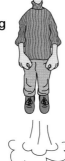

Es ist verständlich, daß wir uns zurückziehen, wenn wir uns schwach, wertlos, ängstlich und verletzbar fühlen. Als vorübergehende Entlastung mag das auch sinnvoll sein. Aber wenn der Rückzug aus zwischenmenschlichen Kontakten zur dominierenden Lebensstrategie wird, hat das fatale Folgen: Ohne soziale Kontakte entbehren wir der dringend benötigten Anerkennung und Bestätigung. Das Gefühl von Wertlosigkeit nimmt noch zu. Gleichzeitig verlieren wir die Übung im Umgang mit anderen Menschen. Ohne soziales Training werden wir tatsächlich schwach, ängstlich und verletzlich. Ein verheerender Teufelskreis.

Wenn Sie sich bereits so schwach und ängstlich fühlen, daß Ihnen ein normaler menschlicher Umgang unmöglich geworden ist, suchen Sie dringend einen Psychotherapeuten auf. Die Therapie ist der erste Schritt aus dem sozialen Rückzug heraus. Eine vertrauensvolle Beziehung zum Therapeuten hilft Ihnen, wieder Zutrauen zu sich selbst und Vertrauen in andere Menschen zu gewinnen.

Praktische Tips

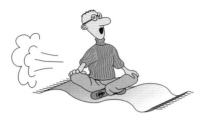

Kollegen, die immer Zeit haben und alles übernehmen, kann man mit Arbeit „eindecken", bis sie umfallen. Jeder Mitarbeiter weiß dies und findet Arbeit für diese Kollegen. Hier helfen nur offene „Vier-Augen-Gespräche" mit den Betroffenen. Um das Selbstbewußtsein der Mitarbeiter zu stärken, benötigt die Leitung viel Geschick, pädagogische Vorgehensweise und eine ganze Menge Geduld. Es gilt, eine Strategie zu entwickeln, wie man die Angst und das entschwundene Selbstwertgefühl wiederfindet. Dabei darf kein Helfersyndrom aufkommen. Seitens der Stationsleitung heißt es, kleine Brücken zu bauen. Vor allem muß der Mitarbeiter lernen, „nein" zu sagen. Gleichzeitig muß die Leitung darauf achten, daß die Arbeit gleichmäßig verteilt wird. Der Mitarbeiter sollte auch einmal den Part des Chefs übernehmen und lernen, Kollegen gegenüber Anweisungen zu geben und dafür Verantwortung zu übernehmen. Die anderen Mitarbeiter benötigen ebenfalls ein Gespräch, um Verständnis für die veränderte Situation aufzubringen und Neid und Mißgunst zu vermeiden.

10. Wie schütze ich mich vor Überlastung?

Beispiel einer typischen Problemsituation

Karin hat jetzt schon den fünften Tag Frühdienst auf der Intensivstation und fast jeden Tag die gleichen Patienten. Zwei Beatmungen und einen unruhigen Herzinfarktpatienten muß sie betreuen. Heute früh ist ein Patient gestorben. Ausgerechnet der junge Mann mit 32 Jahren, der durch eine unerwartete Embolie auf die Intensiv gekommen war. Seine Frau war gerade mit den zwei Kindern da. Sie ist fix und fertig.
Karin versucht, dies abzuschütteln und die anderen beiden Patienten weiter zu pflegen. Eigentlich möchte sie lieber nach Hause und sich einfach mal hinlegen, heulen und dann vielleicht schlafen. Da kann sie wenigstens vergessen. Den Frühdienst kriegt sie noch irgendwie hin. Morgen hat sie erst mal Spätdienst. Da kann sie ja ausschlafen.

Auf der internistischen Normalstation arbeitet Thomas. Er ist auch im Frühdienst und hat mit zwei Kollegen heute morgen 30 Patienten zu betreuen. Bei ihm ist es schon der 10. Tag hintereinander. In zwei Tagen hat er endlich ein freies Wochenende. Die Patienten nerven heute alle. Der Stationsarzt hat auch noch keine Visite gemacht. Der Neuzugang steht noch auf dem Flur, weil noch kein Bett frei ist. Vielleicht in zwei Stunden, dann geht eine Patientin nach Hause. Die Betten müssen verschoben werden, weil wir ja ein Männerzimmer brauchen.
Er weiß nicht, was er zuerst machen soll. Dann ist er heute auch noch mit Klara eingeteilt. Die macht immer alles „schnell, schnell". Da wird natürlich einiges vergessen, vor allem bei der Dokumentation. Das bleibt dann auch noch an ihm hängen. Irgendwie hat er heute keine Lust mehr. Nichts geht ihm so richtig von der Hand. Wenn jetzt noch jemand krank wird, dann kann er sein Wochenende vergessen.

Problemanalyse

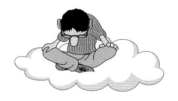

Ob Sie sich überlastet fühlen oder nicht, hängt nur zum Teil vom quantitativen Umfang Ihrer Arbeitsbelastung ab. Sie können sich nach einer gelungenen 50-Stunden-Woche noch fit und gut gelaunt fühlen. Oder schon im Laufe des ersten Arbeitstages nach dem Urlaub wieder völlig kaputt sein. Von welchen Faktoren hängt es ab, wie belastbar wir sind und wodurch wir uns überfordert fühlen?

Besonders belastend sind Situationen, die uns in einen emotionalen Konflikt stürzen. Einen emotionalen Konflikt haben wir, wenn

- zwei oder mehrere unserer Bedürfnisse im Widerspruch zueinander stehen (Ambivalenz),
- ein Bedürfnis im Widerspruch zu Anforderungen oder Regeln von außen stehen,
- ein Bedürfnis im Widerspruch zu Anforderungen oder Regeln von innen (Konzepte, Ideale, Gewissen) stehen,
- eine Situation Ähnlichkeit mit früheren Situationen hat, in denen wir schlechte Erfahrungen gemacht haben (Aktualisierung alter Ängste).

Wir sind Opfer unserer Fähigkeiten

Überlastung ist das Ergebnis chronischer oder sich häufig wiederholender Konflikte, deren Lösung durch alte Konzepte, Schuldgefühle und Ängste behindert ist. Konflikte entstehen da, wo wir in unserem Leben mit einer Realität konfrontiert werden, die dem widerspricht, was wir erwarten und für richtig halten. Wir erachten als richtig, was wir in unserer Erziehung und unserem bisherigen Leben gelernt haben. Das, was wir gelernt haben, läßt sich als Fähigkeiten ausdrücken:

Emotionale Fähigkeiten	Sozialisationsnormen
Liebe, Emotionalität	Pünktlichkeit
Vorbild	Sauberkeit
Geduld	Ordnung
Zeit	Gehorsam
Kontakt	Höflichkeit, Rücksicht
Sexualität	Ehrlichkeit, Offenheit
Vertrauen	Treue
Zutrauen	Gerechtigkeit
Hoffnung	Fleiß, Leistung
Glaube, Religion	Sparsamkeit
Zweifel	Zuverlässigkeit
Gewißheit	Vernunft
Einheit	Gewissenhaftigkeit

Wenn ein anderer andere Fähigkeiten und in einer von der unseren abweichenden Ausprägung gelernt hat, werden wir seine Auffassungen und sein Verhalten als falsch oder zumindest fremd erleben. Dem anderen wird es mit uns nicht anders gehen.

Menschen als Träger unterschiedlicher Fähigkeiten anzusehen, erlaubt uns, zwischenmenschliche Konflikte *inhaltlich* zu beschreiben. Bei jeder Begegnung von zwei oder mehr Menschen bringt jeder seine individuelle Ausstattung an emotionalen Fähigkeiten und Sozialisationsnormen mit. Diese Fähigkeiten unterscheiden sich um so stärker, desto unterschiedlicher die Herkunftsfamilien sind. Jede Familie hat ihre eigenen Konzepte und Wertmaßstäbe, ihre eigene *Kultur.* Konflikte und Mißverständnisse spielen sich oft auf der Ebene der emotionalen Fähigkeiten und gesellschaftlichen Normen ab. Unter Pünktlichkeit und Ordnung verstehen zwei Menschen nicht selten etwas ganz Verschiedenes. Daraus entwickeln sich wiederkehrende, an sich banale Ärgernisse, die wir Mikrotraumen nennen. In der Wiederholung und Hartnäckigkeit können sich die *Mikrotraumen* summieren und potenzieren, heftige Emotionen freisetzen, Beziehungen zerstören, Angst, Depression und psychosomatische Krankheiten provozieren. Thomas (im Beispiel oben) wird für seine Fähigkeit geschätzt, sehr ordentlich, gewissenhaft und zuverlässig zu sein. Wenn es aber auf Station drunter und drüber geht, werden ihm diese Fähigkeiten zum Hindernis. Er kommt in Konflikt mit seiner Zeit und seinen Kräften sowie mit den Kollegen, die die Dinge nicht „so eng sehen" wie er. Wenn dieser Zustand lange anhält, tritt Frust auf.

Gravierende Probleme entstehen auch, wenn bestimmte emotionale Fähigkeiten und Sozialisationsnormen *nicht* gelernt werden konnten, weil die Voraussetzungen in der Herkunftsfamilie nicht gegeben waren. Wie soll beispielsweise ein Kind Vertrauen und Ehrlichkeit lernen, wenn der

Umgang der Eltern miteinander und mit dem Kind durch viele Lügen geprägt ist? Wie soll ein Mensch ein erfülltes Sexualleben haben, wenn er von den Eltern keine Zärtlichkeit empfangen hat? Wie sollen Pflegekräfte und Ärzte Geduld für Patienten aufbringen, wenn in ihrer Kindheit nur selten jemand Zeit für sie hatte? Wie soll Karin (wie im Beispiel oben), mit dem Tod so vieler Patienten fertig werden, wenn sie kein religiöses Fundament, keine Antwort auf die Fragen nach dem Sinn des Lebens und nach dem Leben nach dem Tod hat.

Lösungsmöglichkeiten

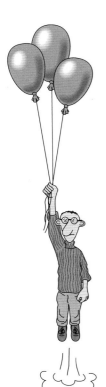

Worüber haben Sie sich in den letzten Wochen geärgert? Welche Situationen haben Sie belastet? Um welche Inhalte ging es dabei? Schauen Sie auf der Liste der emotionalen Fähigkeiten und Sozialisationsnormen nach. Können Sie erkennen, welche Fähigkeiten wiederholt betroffen sind? Treten Probleme besonders unter Zeitdruck auf? Haben Sie Probleme, ehrlich Ihre Meinung zu sagen? Leiden Sie unter Unpünktlichkeit oder Unordnung? Vertrauen Sie Ihren Kollegen?

Sie werden sehen, daß es immer wieder die gleichen Inhalte sind, die Sie aufregen und belasten. Am besten schreiben Sie sich die betroffenen Fähigkeiten und Normen auf einen Zettel. Welche Bedeutung haben diese Fähigkeiten und Normen in Ihrer Lebensgeschichte? Wer hat Ihnen diese Fähigkeiten und Normen beigebracht – die Mutter, der Vater, Großeltern, Geschwister oder Lehrer?

Wenn Sie wieder in eine belastende Situation kommen, fragen Sie sich: Um welche Inhalte geht es gerade? Sparsamkeit? Gerechtigkeit? Höflichkeit? Gehorsam?

Der Vorteil dieses Vorgehens besteht darin, daß Sie nicht mehr durch die ganze Situation überrollt werden. Nicht die ganze Situation ist ein Problem, sondern nur bestimmte Teilaspekte, die Sie beim Namen nennen können.

Das gleiche gilt für Ihre Mitmenschen. Wenn Sie sich ärgern, müssen Sie nicht mit der ganzen Person im Clinch sein, sondern können erkennen, daß nur ein Teil des anderen für Sie problematisch ist.

Der größte Vorteil aber besteht darin, daß Sie die Möglichkeit haben, die problematischen Teilaspekte anzusprechen, ohne einen anderen zu verletzen. Denn Sie können mit Hilfe der Liste mühelos feststellen, daß ein Mensch, mit dem Sie gerade ein Problem haben, viele Fähigkeiten besitzt, die Sie durchaus schätzen. Erinnern Sie sich, daß wir Sie in Kapitel 1 (Seite 9) aufgefordert haben, immer nach Eigenschaften Ausschau zu halten, die Sie an anderen anerkennenswert finden? Wenn Sie also mit einem anderen über den Teil sprechen wollen, der Sie ärgert oder belastet, fangen Sie immer damit an, die Fähigkeiten, die Sie bewundern oder zumindest o.k. finden, beim Namen zu nennen. Sie schaffen damit die Verbundenheit, die Sie brauchen, damit der andere auch offen ist für das, was Sie nicht gut finden.

Thomas, der sich über Klara ärgert, könnte folgendes sagen: „Klara, ich finde es prima, wie du auf die Patienten eingehst (Kontakt, Zeit, Geduld, Liebe). Auch für mich hast du ein offenes Ohr gehabt, als es mir nicht gut ging (Zeit, Geduld, Vertrauen). Aber wenn wir zusammenarbeiten, habe ich ein Problem. Du weißt, ich bin sehr genau (Ich-Botschaft). Du hingegen hast die Fähigkeit, die Dinge manchmal nicht so genau zu nehmen, vor allem was die Kurven anbetrifft. Da krieg ich richtig Bauchweh (Ich-Botschaft). Wie können wir das Problem lösen?

Typische Fehler

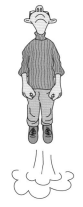

Durchhalten

Die deutsche Wehrmacht kämpfte am Ende des zweiten Weltkrieges bis zur endgültigen Katastrophe, obwohl die wenigsten Soldaten noch an einen Sieg glaubten. In den letzten Kriegsmonaten fielen noch zahllose Menschen, Städte und Kunstschätze dem sinnlosen Grauen zum Opfer. Wir Deutschen sind inzwischen kein kriegerisches Volk mehr. Aber das Durchhaltevermögen haben wir uns bewahrt. Durchhaltevermögen ist grundsätzlich gut. Aber wir halten auch noch durch, wenn der Körper uns bereits lange signalisiert, daß etwas nicht in Ordnung ist. Dahinter steckt auch Angst. Angst, etwas Neues zu wagen. Angst vor dem Verlust von Sicherheit.

Wenn Sie merken, fühlen, spüren, daß Ihr Körper leidet, wenn Sie anfälliger für Krankheiten werden, wenn Sie häufig vegetative Symptome haben, wenn Sie müde, erschöpft und ständig lustlos sind, dann stimmt etwas nicht. Gehen Sie nicht einfach darüber hinweg. Schauen Sie, was Ihnen fehlt oder was zuviel für Sie geworden ist. Sprechen Sie mit anderen darüber, mit Ihrer Familie, Freunden, Kollegen, einem Geistlichen, notfalls mit einem Arzt oder Psychologen. Sie werden sehen, daß Sie mit Ihren Ängsten und Zweifeln nicht alleine stehen.

Resignation

Wenn man wilde Ratten in einen mit Wasser gefüllten Glaszylinder wirft, aus dem es kein Entrinnen gibt, schwimmen die Tiere in großer Erregung etliche Minuten, um dann abzusinken und zu ertrinken. Wenn man eine andere Gruppe wilder Ratten in dem Zylinder Gelegenheit gibt, sich über einen Stock zu retten, und sie erneut in die ausweglose Situation ohne Stock versetzt, schwimmen sie bis zu 80 Stunden lang, bis zu Erschöpfung. Allein die Erfahrung, daß es einen Ausweg geben kann, ermöglicht der zweiten Gruppe diese ungeheure Anstrengung.

Praktische Tips

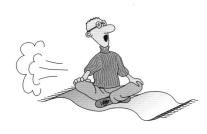

Karin könnten Gespräche in einer Supervisionsgruppe oder geistliche Unterstützung helfen, den vielfachen Tod auf der Intensivstation zu bewältigen.

In vielen Fällen beruhen die Überlastungsprobleme auf Organisations- und Arbeitsablauffehlern. Deshalb sollte man sich auch zuerst mal auf seiner Station genauestens aufschreiben, was für Tätigkeiten wann gemacht wurden und wie lange diese gedauert haben. Die Effizienz der täglichen Arbeit sollte überprüft werden.

Beispiel: Die Übergaben sind kein privater „Kaffeeklatsch". Oftmals werden zu viele nebensächliche Dinge über die Patienten erzählt, die für die Pflege irrelevant sind. Bestimmte Informationen sind bei Bedarf der Kurve zu entnehmen. Muß ein Mitarbeiter, der vier Tage frei hatte, unbedingt seinen Wissensdurst über Patienten in der Übergabezeit gestillt bekommen? Kann er dies nicht im Anschluß an die Übergabe in den Kurven nachlesen?

Eine andere Möglichkeit ist die gleichmäßigere Verteilung der Arbeit auf Station über 24 Stunden. Für die arbeitsintensiven Spitzen der ersten acht Stunden des Tagdienstes sind flexible Dienste sinnvoll. Der sogenannte „kurze Dienst" (im Frühdienst von 6.00 Uhr bis 10.30 Uhr) ist im Sommer doch wunderbar. Hier kann man noch richtig was mit dem Tag anfangen und sogar auch Überstunden abbauen. Wie wäre es dann mal mit der Arbeitszeit von 16.00 Uhr bis 20.30 Uhr? – Das hieße ausschlafen und bummeln und dann noch arbeiten. Auf Station sind dann die Arbeitsspitzen abgedeckt. Man selbst kommt von seinen Überstunden los und hat noch einen schönen Tag.

Die längst geltenden „Pflichtübungen" müssen intensiviert und gelebt werden.

Eine Lösung für Überbelegung wird es nur schwer geben, da die Krankenhäuser aufgrund der politischen Lage und der Gesetzgebung im Wettbewerb miteinander sind. Das einzige, was für die Existenz eines Krankenhauses zählt, sind hohe Fallzahlen und eine entsprechend kurze Verweildauer. Eine gute Serviceleistung sowie Freundlichkeit des gesamten Personals versteht sich von selbst und gehört dazu. Hier sollte man gemeinsam mit der Krankenhausleitung und allen Leitungen des Hauses die Mitarbeiter informieren und diese an den zu entwickelnden Strategien teilhaben lassen.

Ein Tip für den Ausgleich: Der Beruf sollte ernst genommen werden, jedoch auch das Privatleben. Ein schönes Hobby als Ausgleich lenkt ab und erfrischt Körper und Geist. Nach Hause kommen, sich auf das Sofa legen und dann möglichst noch den Fernseher einschalten, bringt auf Dauer keinen Ausgleich und macht nur müde.

11. Motivationsverlust und Burn-out

Beispiel einer typischen Problemsituation

Andrea ist schon seit drei Jahren im Hause auf der gleichen Station als Krankenschwester angestellt und hat hier die letzten Entwicklungen im Hause und auf der Station miterlebt.
Sie ist als Fachkraft für die Station sehr geschätzt, jedoch fällt seit einem halben Jahr auf, daß sie in einer Tour meckert und an keinem ein gutes Haar läßt. Ob das die Schüler sind, oder die Kollegen, die wieder vergessen haben, den Fäkiraum aufzuräumen oder der Pflegebericht nicht korrekt war – es ist alles nicht in Ordnung. Die Kollegen fangen an, Andrea zu meiden, keiner will mit ihr gerne Dienst machen und wenn man fragt warum: „Die meckert doch nur rum und sitzt in der Küche, was die eigentlich den ganzen Tag macht, wissen wir nicht. Lachen kann sie auch nicht, nur auf Kosten von anderen. Nee, laß mal lieber jemanden anderen in ihre Schicht", dies ist die Antwort, die die Leitung von ihren Kollegen bekommt, wenn jemand mit ihr mal den Dienst tauschen muß. Außerdem fällt auf, daß sie sehr oft mal so eben einen Tag krank ist. Selbst der Chefarzt hat die Leitung schon gefragt, ob man sich nicht von Andrea trennen kann, die Tonart kann man seinen Patienten nicht zumuten und außerdem kann sie noch nicht mal guten Tag sagen wenn er das Stationszimmer betritt. Nur Andrea hat keiner gefragt.

Schwester S. ist seit 25 Jahren im gleichen Haus tätig. Zunächst hat sie als Schwester auf einer chirurgischen Station gearbeitet, die sie dann später auch als Leitung übernommen hat. Aufgrund von Strukturveränderungen wurde ihre Station vor vier Jahren in eine andere chirurgische Abteilung umgewandelt.
Die neue Situation und das andere Patientenklientel bewältigte sie zunächst mit ihren Kollegen routiniert und sicher. Im Laufe der Zeit jedoch gab es Personalveränderungen, Arbeitsablaufveränderungen, Dokumentationsveränderungen und letztendlich neue Ärzte. Diese sind auch nicht mehr das, was sie früher waren, als die Station noch als rein chirurgische lief.
Keine Frage, es waren viele Veränderungen in den letzten Jahren zu spüren. Schwester S. hat sie auch alle gemeistert – ein bißchen mehr Flexibilität noch und die Administration der Abläufe funktioniert „wie geschmiert".
Nur, was ist mit S. passiert? Das Lachen hat sie fast gänzlich verlernt. Das Lächeln gezwungen und, wer sie kennt weiß, das Lachen fehlt. Eine Diskussion, egal, ob mit Kollegen, dem Chefarzt oder gar der PDL, Schwester S. bekommt sofort feuchte Augen und weint anschließend im Kämmerlein – vorausgesetzt der Weg dorthin ist nicht so weit.
Die Belastbarkeit ist nicht sehr groß, die Flexibilität läßt zu wünschen übrig und eine verkrampfte Stimmung (man sieht es ihr auch schon an der Körperhaltung an) hält über die Woche verteilt an. Das Helfersyndrom ist stark ausgeprägt.

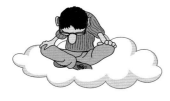

Problemanalyse

Motivation leitet sich ab vom lateinischen Wort *motivus:* das, was Bewegung auslöst. Unsere Motivation hängt von unseren biologischen Trieben und Bedürfnissen, aber auch von unseren sozialen Wünschen, Gewohnheiten und Erwartungen, schließlich von unseren Interessen, Werten, langfristigen Strebungen und Zielen ab. Wir müssen zwischen Angst- und Lustmotivation unterscheiden. Lustmotivation ist gekennzeichnet durch unmittelbare Freude am beruflichen Tun. Der Angstmotivierte bringt nur deshalb Leistung, weil er untragbare Nachteile (Arbeitsplatzverlust, Kritik, Verlust von Anerkennung) befürchtet, wenn er seinen Einsatz zurücknimmt. Es versteht sich von selbst, daß der Angstmotivierte, wenn er lange Zeit an wesentlichen Bedürfnissen vorbeilebt, im hohen Maße gefährdet ist, ein Burn-out-Syndrom zu erleiden. Das Burn-out zeigt sich durch Erschöpfung, Antriebslosigkeit, Freudlosigkeit und psychosomatische Beschwerden und unterscheidet sich insofern nicht von dem Zustandsbild der Depression.

Eine gute Arbeitsmotivation ist nur dann dauerhaft aufrechtzuerhalten, wenn der Beruf und unser Privatleben unsere körperlichen, sozialen und geistigen Bedürfnisse nicht nur nicht behindern, sondern möglichst bereichern.

Unterziehen Sie unter diesen Gesichtspunkt einmal Ihren Arbeits- und Lebensalltag einmal einer kritischen Analyse. Kommen wir dazu zu den vier Bereichen von Nossrat Peseschkian zurück:

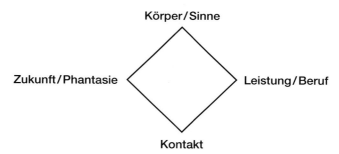

Stellen Sie sich folgende kritische Fragen:

Fragen zum Bereich Körper:

- Mögen Sie Ihren Körper?
- Haben Sie oder nehmen Sie sich ausreichend Zeit, um etwas für Ihr körperliches Wohlbefinden und für die Pflege Ihres Körpers zu tun?
- Achten Sie auf eine ausgewogene Ernährung? Nehmen Sie sich Zeit für die Mahlzeiten?
- Treiben Sie regelmäßig Sport? Haben Sie Zeit, sich zu entspannen?
- Brauchen Sie viel Zärtlichkeit oder Sexualität?
- Harmonieren Sie in Ihrem Zärtlichkeitsbedürfnis mit Ihrem Partner?
- Von wem und auf welche Weise haben Sie als Kind Zärtlichkeit erfahren?
- Haben Sie körperliche Beschwerden?
- Reagiert Ihr Körper auf Ärger, Streß, Zeitnot, Konflikte, Sorgen, Kritik oder große Freude?
- Wieviel und was rauchen oder trinken Sie? Trinken Sie große Mengen Kaffee oder Schwarztee? Essen Sie viel Zucker? Nehmen Sie Drogen oder Beruhigungsmittel?

Fragen zum Bereich Leistung

- Sind Sie mit Ihrem Beruf zufrieden?
- Bietet Ihr Beruf genügend Sicherheit, Einkommen und Anerkennung?
- Haben Sie in Ihrem Beruf Perspektiven?
- Welche Befriedigung finden Sie in Ihrem Beruf? Sehen Sie einen Sinn in Ihrer Beschäftigung?
- Wieviele Stunden arbeiten Sie täglich/wöchentlich?
- Fühlen Sie sich überfordert? Haben Sie Sorgen, zu versagen?
- Kommen Sie mit Ihren Kollegen und Ihren Vorgesetzten zurecht?
- Wie reagieren Sie, wenn Ihre Leistung kritisiert wird?
- Fühlen Sie sich auch wohl, wenn Sie nichts zu tun haben?
- Welche Tätigkeit würden Sie gerne ausüben?
- Was mußten Sie früher tun, um von Ihren Eltern anerkannt und geliebt zu werden?
- Haben Sie finanzielle Probleme?
- Welchen Stellenwert hat der Beruf in Ihrem Leben?
- Bleibt neben dem Beruf Zeit und Kraft für andere Lebensbereiche?

Fragen zum Bereich Kontakt

- Sind Sie mit Ihrer Partnerschaft zufrieden? Wenn nicht, warum?
- Wieviel Zeit verbringen Sie mit Ihrem Partner, Ihrer Familie, mit Freunden?
- Wie ist das Verhältnis zu Ihren Eltern?
- Haben Sie regelmäßigen Kontakt mit Freunden und Kollegen?
- Gibt es einen Menschen, mit dem Sie über alles, auch die intimsten Probleme, sprechen können?
- Fühlen Sie sich durch Ihre sozialen Bindungen und Verpflichtungen überfordert?
- Fehlen Ihnen Kontakte und emotionale Wärme?
- Bei welchen Menschen fällt es Ihnen schwer, Kontakt aufzunehmen?
- Welche Kriterien muß ein Mensch erfüllen, damit Sie Kontakt zu ihm haben wollen?

Fragen zum Bereich Phantasie/Zukunft

- Womit beschäftigen Sie sich in Ihren Gedanken (zum Beispiel mit Ihrem Körper, mit erotischen Phantasien, mit Ihrem Beruf, mit Ihrer Partnerschaft, Ihrer Familie, der Vergangenheit, der Zukunft)?
- Denken Sie hin und wieder an das Sterben und den Tod?
- Was glauben Sie, was nach dem Tod auf Sie zukommt?
- Fragen Sie sich oft, welchen Sinn Ihr Leben hat?
- Nach welcher Weltanschauung oder Religion haben Ihre Eltern gelebt?
- Wofür lohnt es sich zu leben und gesund zu werden?
- Was würden Sie gerne in den nächsten fünf Jahren verwirklichen oder verändern?
- Stellen Sie sich vor, Sie sind alt, fühlen, daß Sie bald sterben müssen. Was wollen Sie vollbracht und erlebt haben? Auf was für ein Leben wollen Sie zurückblicken können?
- Was muß sich am dringendsten in Ihrem Leben verändern?
- Was ist Ihr sehnlichster Wunsch (selbst wenn er unerfüllbar ist)?

Lösungsmöglichkeiten

Wenn Sie einen Motivationsverlust oder ein Burn-out in Ihrem Beruf erleben, suchen Sie die Gründe dafür nicht allein im Beruf.

Schauen Sie sich Ihre ganze Lebenswirklichkeit an.

Beruflicher Frust kann aus anderen Bereichen importiert sein. Wenn Sie Raubbau mit Ihrem Körper treiben, wenn keine befriedigende Partnerschaft und Sexualität vorhanden ist, wenn Sie von Ihren gesellschaftlichen Pflichten aufgefressen werden, wenn Sie keinen rechten Lebensplan haben und keinen Sinn im Leben sehen, wird auch Ihr beruflicher Elan leiden.

Aktivieren Sie die defizitären Bereiche.

Der zentrale Gedanke des Konzepts der vier Bereiche ist Balance. Es geht darum, keine wichtigen Lebensbereiche und Bedürfnisse zu vernachlässigen. Schauen wir uns die einzelnen Bereiche an:

Körper/Sinne:

Als Krankenschwester oder -pfleger leisten Sie harte körperlich Arbeit. Sie müssen viel stehen, laufen und heben, sich bücken und beugen. Dafür benötigen Sie einen körperlichen Ausgleich, nämlich Sport, Gymnastik, Sauna und Massagen. Denken Sie daran, daß auch Ihr Körper Fürsorge und Beachtung braucht. Dazu gehört, daß Sie sich Zeit für bewußtes und möglichst vollwertiges Essen nehmen und auf ausreichende Ruhephasen und Schlaf achten. Vergessen Sie nicht, auch etwas für Äußeres zu tun. Gepflegte Haut und Haare, ein angenehmer Duft und hübsche Kleider erfreuen nicht nur Ihre Mitmenschen, sondern tun auch Ihrer Seele gut.

Leistung/Beruf

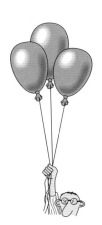

In Deutschland bedeutet Leistung gewöhnlich Mühe, Last, Anstrengung bis zur Erschöpfung. Es gehört zum guten Ton, über den täglichen Arbeitsstreß zu klagen. Wer fröhlich lachend den Dienst verläßt, macht sich verdächtig. In Südeuropa und noch deutlicher in orientalischen Ländern, in denen die Arbeitszeiten oft länger und die Urlaube kürzer sind als bei uns, fällt dem deutschen Reisenden die Fröhlichkeit und Gelassenheit der Arbeitenden auf. Burn-out ist dort noch weitgehend unbekannt. Das hat etwas mit dem anderen Verhältnis dieser Menschen zur Zeit zu tun. Statt auf Leistung, Pünktlichkeit, Zuverlässigkeit und Perfektion wird mehr Wert auf Kontakt, Begegnung, Austausch und Gemeinsamkeit gelegt.
Die Idee der Arbeit im Team versucht moderne Leistungsanforderungen und menschliche Arbeitsbedingungen unter einen Hut zu bekommen. Das Team hat eine gemeinsame Pflegephilosophie und verfolgt ein gemeinsames Ziel. Der Erfolg wird allen Beteiligten zuteil. Statt eines zerstörerischen Konkurrenzkampfes untereinander steht das Team im Wettbewerb mit anderen Dienstleistungsanbietern.
Arbeiten Sie in einem funktionierenden Team? Oder sind Sie Einzelkämpfer wie Schwester S. in unserem Beispiel? Sehen Sie Möglichkeiten, daß sich in Ihrem Arbeitsbereich menschliche Teambedingungen herstellen lassen? Sind Sie selbst dazu bereit?

Kontakt

Als Pflegekraft sind Sie meist in der Rolle der oder des Gebenden. Ist das auch in Ihren privaten Beziehungen so? Werden Sie hier auch gebraucht von Kindern, Partner, Eltern oder Bekannten? Denken Sie oft: „Ich habe keine Minute für mich." Oder haben Sie schon – wie Andrea in unserem Beispiel – zum Selbstschutz die Notbremse gezogen, indem Sie unnahbar und unverträglich geworden sind?

Der Umgang mit schwer kranken Menschen ist ein täglicher emotionaler Aderlaß. Zum Ausgleich benötigen Sie Beziehungen, in denen Sie etwas zurückbekommen: Zeit, Aufmerksamkeit, ein offenes Ohr, Interesse und Verständnis, Zärtlichkeit. Könnten Sie das überhaupt annehmen? Vielleicht sind Sie es gar nicht gewöhnt, etwas Liebes zu bekommen. Oder haben Sie Angst davor, sich abhängig zu machen oder enttäuscht zu werden. Um diese Fragen zu klären, eignet sich zum Beispiel Gruppenselbsterfahrung.

Zukunft/Phantasie

Wie stellen Sie sich Ihre Zukunft vor? Als bloße Kopie Ihrer Vergangenheit? Als ewige Wiederholung alter Konflikte, Gewohnheiten, Muster und Klagen? Haben Sie die Hoffnung verloren, daß sich noch jemals etwas ändern wird? Haben Sie Ihre Visionen schon begraben? Leben Sie planlos und sinnentleert von einem Tag zum anderen? Dann sind Sie wirklich gefährdet und bedürfen dringend therapeutischer Hilfe. Wir Menschen benötigen eine sinnvolle Zukunftsperspektive, so wie unser Körper der Nahrung bedarf. Ohne Aussicht auf Zukunft ist das Leben ein stumpfes oder qualvolles Vegetieren. Glücklicherweise sind wir für eine aktive Zukunftsgestaltung gut ausgestattet: Wir besitzen Phantasie, Träume, Intuition, Erkenntnisdrang und Erkenntnisfähigkeit. Wir können in die Zukunft blicken, sogar über unseren Tod hinaus. Wir besitzen die erstaunliche Fähigkeit, uns nicht nur mit der sichtbaren, wissenschaftlich überprüfbaren und logisch verstehbaren Welt auseinanderzusetzen, sondern auch mit dem Unbekannten, Übersinnlichen und Transzendenten. Viele Menschen haben nicht nur die Fähigkeit, Gott zu denken, sondern können sogar – im Gebet oder in der Meditation – Gott direkt begegnen.

Wir Menschen haben einen „Willen zum Sinn", wie Victor Frankl sagt. Und die Fähigkeit, unserem Tun einen Sinn zu geben, unser Leben in einen größeren Zusammenhang, eine umfassende Ordnung zu stellen und somit einem höheren Ziel, einer übergeordneten Bestimmung zu unterwerfen. Die Entschlossenheit zum Sinn verwirklicht sich nicht nur im Religiösen sondern auch im Philosophieren. Oder im einfachen Nachdenken und im Gespräch über das Woher, Warum, Wohin, Wozu unseres Daseins.

Die Zeiten sind vorbei, in denen uns eine kirchliche Instanz, eine Autorität in Sachen des rechten Glaubens, eine verbindliche Antwort auf unsere Fragen geben konnte. Heute sind wir aufgefordert, aus dem gewaltigen Angebot von Wissen, Philosophie und Religion das für uns Passende herauszufinden, es immer wieder zu prüfen und zu erneuern, um uns der Wahrheit anzunähern. Ein mühsamer Akt, werden Sie vielleicht einwenden.

Ja. Das Ringen um Wahrheit und Sinnhaftigkeit ist mühevoll. Aber es ist der einzige Weg, der uns dauerhaft motivieren kann und uns vor Abstumpfung, Resignation und Verzweiflung bewahrt.

▸ Sprachlosigkeit

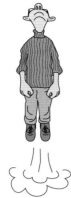

Typische Fehler

Warum reden die Menschen so wenig von Religion, dem Leben nach dem Tod und dem Sinn des Lebens? Es ist uns offensichtlich peinlich, zu bekennen, daß wir im stillen Kämmerlein nicht die unbeschwerten Wohlstandsbürger sind, denen soziale Sicherheit, Massenkonsum und ein unerschöpfliches Unterhaltungsangebot zum Glücklichsein ausreichen. Es ist nicht chic, unsere Existenz zu hinterfragen. Wir wollen doch den anderen nicht den Spaß verderben, kein Außenseiter sein.

Existentielle Fragen verlangen nach Mitteilung. Nur so können Sie erfahren, welche universelle Bedeutung Ihre Fragen haben. Im Gespräch mit anderen können Sie Ihr Lebenskonzept hinterfragen. Sie bekommen Anregungen. Vor allem aber ist die Erfahrung der Gemeinsamkeit des Suchens und Ringens beruhigend, mitunter beglückend.

▸ Nur nicht enttäuscht werden.

Wer mit dieser Devise durch das Leben geht, hat seine Erwartungen an seine Zukunft und an die Welt auf ein Minimum reduziert. Dadurch ist man gegen Rückschläge oder Niederlagen gefeit. Aber es ist leicht auszudenken, wie unmotiviert und farblos ein Leben verlaufen muß, das diesem Motto folgt. Es handelt sich um eine vorweggenommene Resignation. Das Leben wird von der Angst beherrscht, die das großartige Potential an Phantasie und Kreativität lahmgelegt hat.

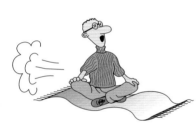

Praktische Tips

Was können Sie tun, um die Motivation Ihrer Mitarbeiter wieder zu steigern:

Die Aufgabenbereiche delegieren und in gewissen Zeitabständen wechseln.

Die komplette Bereichspflege auf den Stationen dann endlich einführen – man ist wirklich zufriedener, wenn man anstatt 25 x Blutdruckkontrolle und 10 x Verbandswechsel nur acht Patienten, dafür aber komplett vom Waschen bis hin zur Visite nebst Ausarbeitung, betreut hat. Die Kompetenz steigert sich und das Selbstwertgefühl erlebt ein Hoch.

Flexible Arbeitszeiten mit allen denkbaren Variationen. Letztendlich zählt: Die Patienten müssen versorgt sein und der „Laden muß laufen". Die Motivation steigt, wenn man Wünsche umsetzten kann.

Zielsetzungen mit den Kollegen der gesamten Station vereinbaren – z.B. Dokumentation und Standards entwickeln, Umsetzung der Pflegeplanung, Lagerhaltung. Am Ende des Jahres dann ein entsprechendes Budget bei Erreichung der Ziele vereinbaren.

Mehr Lob verteilen von seiten der Leitungsebene und auch der Kollegen – Partner Ärzte; für privaten Ausgleich sorgen (wie oben erwähnt).

Ein Lächeln oder einen Händedruck eines Patienten als solches zu sehen, daß dies auch eine Art zu loben und Danke zu sagen ist.

Das Fachgebiet zu wechseln ist eine Alternative für die Pflegenden, die schon ein paar Jahre auf derselben Station tätig sind. Durch neue Aufgabenstellungen wächst das Interesse und der Geist ist dann ebenfalls erneut gefordert.

Bei Burn-out ist ein ausreichend langer Urlaub zum Auftanken notwendig. Notfalls ist eine Kur oder Krankschreibung zu erwägen. Psychotherapeutische Unterstützung sollte nicht fehlen.

Die Möglichkeit einer veränderten Aufgabenstellung ist zu prüfen. Schwester S. zum Beispiel könnte ihre Erfahrung nach 25 Dienstjahren in der Pflege auch als Lehrschwester nutzen.

12. Mobbing

Beispiel einer typischen Problemsituation

Schwester Anne ist Stationsleitung auf einer geriatrischen Station, auf der das ganzheitliche Bobath-Konzept eingeführt wurde. Hier nennen sich die Pflegekräfte nicht mehr Krankenschwester sondern Pflegetherapeuten. Die Patienten werden hier morgens angezogen und müssen mehrmals am Tag zur Ergotherapie oder Logopädie. Hilfe zur Selbsthilfe lautet die Devise.

Anne ist hoch qualifiziert, privat hat sie sich ebenfalls weitergebildet. Bei dem leitenden Chefarzt, der Abteilungsleitung sowie auch der Pflegedienstleitung genießt sie einen guten Ruf. Von ihr wurden qualifizierte Standards und Arbeitsabläufe entwickelt, die sehr gut umzusetzen sind.

Vor drei Wochen bekam der Betriebsrat und die Pflegedienstleitung einen Brief, in dem die Mitarbeiter darum baten, Schwester Anne zu versetzen, da keiner mit ihr mehr zusammenarbeiten wolle. Sie sei ungerecht und autoritär. Dienstpläne könne sie auch nicht schreiben. Vor allen Dingen nutze sie ihre Macht auf dem Rücken ihrer Mitarbeiter aus. Unterschrieben hatten fast alle Pflegekräfte der Station und verschiedene Therapeuten. Geschrieben wurde der Brief in Abwesenheit von Anne, die zu der Zeit gerade für zwei Wochen im Urlaub war.

Die Abteilungsleitung und Pflegedienstleitung waren sehr verwundert über diesen Brief, da Schwester Anne nie über Führungsprobleme oder Teamprobleme berichtet hatte. Aufgefallen war zwar, daß sie in letzter Zeit merklich ruhiger geworden war. Auch ihr Lachen war kaum noch zu hören. Daß es sich hier aber um ein ernstes Problem handeln könnte, wäre niemandem in den Sinn gekommen.

Als erstes fand ein Gespräch mit Anne und der Leitung statt. Auch sie war sehr überrascht über den Inhalt des Briefes. Sie berichtete, daß sie seit Wochen Probleme habe, den Dienstplan zu schreiben. Die Mitarbeiter würden sich weigern, so zu arbeiten, wie sie es vorgibt, da Wunschdienste gegenwärtig häufig nicht umzusetzen seien. Außerdem könnten die Mitarbeiter nicht damit umgehen, wenn ihrerseits Anordnungen – mit anschließender Kontrolle – getroffen würden, welche Patienten von wem gepflegt werden sollten. Darüber hinaus würden sich die Mitarbeiter nicht an die erstellten Konzepte halten. Die Dokumentation sei alles in allem auch ziemlich miserabel und sie müsse die Pflegekräfte nach ihrem Dienst nochmals zur Überarbeitung an die Kurve setzen. Weiterhin würde keiner ihrer Mitarbeiter an Fortbildungen teilnehmen. Ein Teamgespräch mit allen Beteiligten der Station hierzu hatte noch nie stattgefunden.

Andreas ist seit acht Wochen auf einer Inneren Station als examinierter Krankenpfleger tätig. Aus privaten Gründen hat er sich beruflich verändert. Er bemüht sich sehr, redet ein bißchen viel – alles in allem macht er seine Arbeit ganz gut. Mehr Tempo wäre nicht verkehrt.

Beim wöchentlichen Rundgang fragt die Pflegedienstleitung Andreas, wie es ihm so geht. „Ganz gut", meint er. „Ich muß halt noch 'ne ganze Menge lernen, aber das klappt schon. Ich frage mich halt so durch."
„Das ist schön, wenn es Ihnen bei uns gefällt" – so die Pflegedienstleitung.

Im Anschluß daran fragt sie ihre Stationsleitung, wie sie denn mit Andreas zufrieden sei. „Na, ja – es geht so. Er muß halt noch massiv schneller werden, wenn er bei uns bleiben will. Aber vielleicht kriegen wir das ja noch hin."

Aus dem Hintergrund hört man ein verstecktes Kichern.

„Was ist denn los?"

„Na, ja – außer, daß er langsam ist, das sind ja viele, stinkt der ganz schön rum!"

„Wie meinen Sie denn das?"

„Der hat Käsfüße ohne Ende, und das ist am Frühstückstisch kaum noch auszuhalten!"

„Habt Ihr denn mal mit ihm darüber geredet?"

„Nö, ich rede doch nicht mit jemandem über seine Käsfüße!"

„Das solltet Ihr aber tun!"

„Na gut, wenn sich das mal ergibt, werden wir das machen."

Die Pflegedienstleitung sieht das Problem nicht so eng und setzt ihren Rundgang fort.

Nach zirka zwei Wochen wünscht Andreas bei ihr einen Gesprächstermin. Hierüber ist sie zwar sehr verwundert, nimmt ihn aber wahr. In diesem Gespräch bittet Andreas um Auflösung seines Arbeitsvertrages, weil er mit dem gesamten Team und der Stationsleitung nicht klar kommt. Im Prinzip gefällt ihm die Arbeit und auch die Station, aber ständig muß er allein die schwierigen Patienten pflegen. Wenn er zum Frühstück kommt, wird gelacht und anschließend sitzt er ganz schnell allein am Tisch. Da hat er natürlich auch keine Lust mehr zu essen. Er hat schon gefragt, was los ist. Er hat aber nur die Antwort bekommen: „Nichts, du mußt noch ein bißchen schneller werden und den Überblick behalten." Und: „Im Notfall kannst du noch nicht adäquat reagieren."

Er hat das Gefühl, daß er ausgenutzt wird und die Pflegekräfte auf der Station jemanden suchen, der die schwierige und ätzende Arbeit verrichtet. „Warum kann man nicht zusammen auch mal frühstücken oder eine Zigarette rauchen?"

Die Pflegedienstleitung hat ein derartiges Problem nicht erwartet und schlägt ihm vor, ein gemeinsames Gespräch mit der Stationsleitung zu führen.

Vorab fragt sie die Stationsleitung, ob sie denn schon mal mit Andreas über seine Körperhygiene gesprochen hat. Dies hat sich noch nicht ergeben, lautet die Antwort.

Endlich fand ein Gespräch statt. Doch hatten sich die Fronten schon so stark verhärtet, daß man das eigentliche Problem, seine Schweißfüße und mangelnde Körperhygiene, nicht mehr als ausschlaggebend ansah. Man mochte ihn ganz einfach nicht mehr – er paßte nicht in das Team. Andreas kündigte schließlich.

Problemanalyse

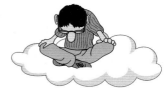

Mobbing leitet sich ab vom englischen Wort mob. Das bedeutet „Pöbel", „Gesindel" oder „Horde". Das Zeitwort to mob läßt sich entsprechend mit „anpöbeln" oder „über jemanden herfallen" übersetzen. Mobbing kann im wahrsten Sinne des Wortes bedeuten, daß eine Belegschaft eines Betriebes über einen Kollegen herfällt wie eine Horde Wölfe über ein hilfloses Tier. Dabei werden alle Regeln des Anstands und der Menschlichkeit außer Kraft gesetzt. Der Spuk endet erst, wenn das Opfer durch Kündigung oder Krankheit den Betrieb verläßt. Eine Million Deutsche sollen von Mobbing betroffen sein. Nicht wenige Mobbing-Opfer begehen in ihrer verzweifelten Lage sogar Selbstmord.

Schätzungen zufolge sollen bis zu zwanzig Prozent der Suizide mit Mobbing zusammenhängen.

Beim Mobbing lassen sich Opfer und Täter unterscheiden. Die Täter sind meist Kollegen auf der gleichen Stufe der Unternehmenshierarchie, aber auch Vorgesetzte, seltener Untergebene. Die Täter können subtil versteckt oder brutal direkt agieren. Folgende Taktiken sind bekannt:

- Klatsch und Gerüchte hinter dem Rücken des Betroffenen
- Man macht sich lustig, macht den Betroffenen lächerlich.
- Abfällige Bemerkungen über Nationalität, Religion, Weltanschauung, Behinderungen, Privatleben
- Abwertende Gesten oder Blicke
- Verunsichernde Andeutungen
- Unterstellung, psychisch krank zu sein
- Ständige Kritik an der Arbeit, Abwertung der Leistungen
- Man spricht nicht mehr mit dem Betroffenen und ist für ihn nicht zu sprechen.
- Der Betroffene wird ignoriert.
- Informationen werden vorenthalten.
- Kaltstellen, keine angemessenen Aufgaben mehr geben, Aufgaben unter Niveau, sinnlose Aufgaben
- Scheitern lassen, ständig neue Aufgaben, Aufgaben, die die Qualifikation des Betroffenen übersteigen
- Versetzung in einen Raum weitab der Kollegen
- Beschimpfungen, Gehässigkeiten, obszöne Beleidigungen, Androhung von Gewalt
- Sexuelle Übergriffe, Mißhandlungen.

Das Ziel all dieser Taktiken ist es, den Betroffenen zu kränken, abzuwerten, mundtot zu machen, ihm zu schaden und ihn schließlich loszuwerden. Die Gründe für Mobbing sind vielfältig: Konkurrenz der Kollegen, Rivalität, Karrierestreben, Neid, Angst um den Arbeitsplatz, Frust. Offensichtlich werden verdeckte Konflikte einer Abteilung oder eines ganzen Unternehmens an einzelnen ausagiert, die sich wegen äußerer Merkmale wie Hautfarbe, Religionszugehörigkeit oder eine - Behinderung als Opfer anbieten. Besonders gut gedeiht Mobbing dort, wo unklare Kompetenzen und ein unzulänglicher Führungsstil die Mitarbeiter belasten.

Lösungsmöglichkeiten

Mobbing ist eine ernste Gefahr. Nicht nur die berufliche Stellung und Entwicklung ist bedroht. Mobbing dringt meist auch tief in die Privatsphäre der Opfer ein und belastet die seelische und körperliche Gesundheit.

Um gemobbt zu werden, bedarf es keiner ausgesprochenen Schwächen oder Fehler. Zum Opfer kann jeder werden, ganz gleich, ob man kontaktfreudig oder reserviert, ehrgeizig oder der Karriere gegenüber gleichgültig, in einer Führungsposition oder ein einfacher Angestellter ist. Deshalb muß unsere dringendste Empfehlung lauten:

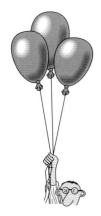

Seien Sie wachsam.

Es kann jeden treffen. Auch Sie. Deshalb nehmen Sie Veränderungen im Umgang miteinander, im Ton, im Stil, ernst. Das bedeutet nicht, daß Sie jede Laune Ihrer Kollegen oder Vorgesetzten gleich in Besorgnis versetzt. Wenn Sie aber anhaltende Veränderungen feststellen, dann gehen Sie den Dingen auf den Grund.

Frühzeitig reagieren.

Die Chancen, eine Mobbingsituation zu überstehen, sind am besten, wenn sich die Opfer frühzeitig in angemessener Weise zur Wehr setzen. Angemessen ist Kommunikation mit denen, die die Angelegenheit etwas angeht, vor allem die Täter und Vorgesetzten. Wie Sie das Problem beim Namen nennen, haben wir bereits in den ersten Kapiteln dargelegt.

Hören Sie auf Ihr Gefühl.

Sie wissen: Manchmal täuscht uns unser Gefühl. Wir ahnen Schlimmes und stellen dann erleichtert fest, daß wir etwas übertrieben, einseitig oder verzerrt gesehen haben. In der Regel wissen wir aus Erfahrung ganz genau, in welchen Bereichen wir dazu neigen, die Realität zu verkennen. Meistens aber ist das Gefühl ein verläßlicher Detektor, der uns hilft, zwischenmenschliche Störungen früh zu erkennen. Allerdings verlassen Sie sich nicht allein auf Ihr Gefühl. Nehmen Sie Ihre Sinne und Ihren Verstand zur Hilfe:

Überprüfen Sie Ihr Gefühl durch Fragen.

Am einfachsten und wirksamsten überprüfen Sie die Richtigkeit Ihres Gefühls, indem Sie es machen wie die Wissenschaft. Wissenschaftler wissen ja auch nicht von vornherein, wie sich die Dinge wirklich verhalten. Sie sind erst einmal auf ihre Vermutungen angewiesen. Wissenschaftler formulieren ihre Annahmen in Form einer Hypothese. Dabei ist es wichtig, daß ein Wissenschaftler nicht in seine eigenen Vorstellungen über die Wirklichkeit verliebt ist. Vielmehr zeichnet sich gute Wissenschaft dadurch aus, daß man bereit ist, alle Methoden anzuwenden, die geeignet sind, die eigene Hypothese zu widerlegen.

In unserem Beispiel war Anne schon seit längerer Zeit aufgefallen, daß sich ihre Mitarbeiter verweigerten. Ihr Gefühle waren widersprüchlich. Einerseits meinte sie resignierend: „Die mögen mich nicht, weil ich nicht so ein Kumpeltyp bin." Anderseits packte sie die Wut: „Faules Pack. Die wollen ja nur 'ne ruhige Kugel schieben. Aber ohne mich."

Zuerst hätte Anne einzelne Mitarbeiter zu einem Gespräch unter vier Augen bitten können: „Ich möchte gerne etwas klären, wozu ich Ihre Hilfe brauche." Danach wäre es sinnvoll gewesen, die Situation, die sie stört, so sachlich wie möglich und ohne Vermutungen zu den möglichen Gründen zu beschreiben. Daraufhin erfolgt die Überprüfung der eigenen Wahrnehmung: „Es ist möglich, daß ich mich täusche, aber ich habe den Eindruck, daß Du mit der Art, wie ich die Station führe, nicht zufrieden bist. Sehe ich das richtig?" Jetzt gilt es wirklich hinzuhören, was die andere Seite sagt, auch wenn es nicht Ihren Erwartungen entspricht und Ihnen nicht gefällt. Wenn Ihnen die Gründe für die veränderte Haltung Ihrer Kollegen nicht spontan oder durch einfache Fragen genannt werden und das Mobbing nicht schon ein Stadium erreicht hat, in dem Ihnen keiner mehr offen antwortet, kommen Sie zu Ihrer Hypothese über die möglichen Ursachen: „Manchmal habe ich den Eindruck, daß ich Euch zuviel Druck mache. Kannst Du mir sagen, ob der Eindruck richtig ist." Oder: „Ich bin ja nicht gerade der gesellige Typ. Vielleicht stört Dich das?"

Wenn Sie von mehreren Seiten übereinstimmende Aussagen hören, zum Beispiel, daß das Arbeitstempo, daß Sie vorgeben, kaum durchzuhalten ist, sollten Sie ernsthaft darüber nachdenken, ob Ihre Maßstäbe geeignet sind. Fragen Sie auch nach möglichen Lösungen des Problems: „Was müßte sich Deiner Meinung nach ändern, damit wir miteinander klarkommen?"

Engagieren Sie sich auch, wenn andere „gemobbed" werden.

Mobbing ist nicht nur ein Problem einzelner sondern ein Symptom dafür, daß mit der ganzen Station oder dem ganzen Haus etwas nicht stimmt. Das heißt: Wenn in dem Betrieb, in dem Sie tätig sind, andere gemobbed werden, könnten Sie schon das nächste Opfer sein. Die Wachsamkeit gegenüber dem Mobbing ist vor allem von Führungskräften zu fordern. Nicht nur, weil auch sie zum Opfer werden können, sondern auch, weil ihre Position Verantwortung für die Mitarbeiter einschließt. Führungskräfte sind zudem für eine möglichst reibungslose Erledigung der anfallenden Arbeiten verantwortlich. Mobbing bindet gewaltige Energien und Zeit, die für die eigentliche Aufgabe dann fehlen.

Typische Fehler

▸ **Warten, bis es zu spät ist.**

Mobbing hat eine fatale Eigendynamik. Ist der Betroffene erst einmal überall „unten durch", sozial isoliert, verunsichert und entmutigt, sind die Chancen für eine Rehabilitierung schlecht.

▸ **Einen Schuldigen suchen,**

ist eine verbreitete, aber völlig ungeeignete Methode. Wenn Sie sich selbst alle Schuld geben, tun Sie sich nicht nur selbst unrecht, sondern entmutigen sich noch mehr, als Sie es ohnehin schon sind. Beim Mobbing gibt es zwar Täter und Opfer. Aber die Täter handeln meist selbst aus einem Gefühl der Schwäche, Angst, Frustration oder des Neids heraus. Durch Schuldzuweisungen fühlen sie sich noch mehr bedroht und beißen um so wütender zurück. Keiner ist schuld, aber alle sind verantwortlich, daß Mobbing nicht eine Belegschaft zerfrißt.

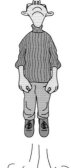

▸ **Schweigen**

Schweigen ist Gold, wenn Sie sich nicht am täglichen Klatsch über Kollegen und Vorgesetzte beteiligen. Wenn Sie aber merken, daß Sie oder jemand anderes gemobbed wird, machen Sie den Mund auf. Die Haltung: „Hauptsache, es betrifft mich nicht" hat im zwanzigsten Jahrhundert schon einmal dem millionenfachen Unrecht Tor und Tür geöffnet. Informieren und sensibilisieren Sie Ihre Kollegen und Vorgesetzten für das Phänomen „Mobbing". Nennen Sie es beim Namen, wenn Sie Zeuge von Mobbing werden. Suchen Sie umgehend Unterstützung bei denen, die Einsicht in das Problem haben. Das können die Pflegedienstleitung, der Chefarzt, Oberarzt, Betriebsrat, Betriebsarzt, der Verwaltungsleiter und vor allem auch die Kollegen sein.

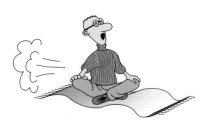

Praktische Tips

Im Fall von Schwester Anne fand ein gemeinsames Gespräch mit dem Betriebsrat und allen Beteiligten statt. Alle wurden aufgefordert, in Abwesenheit des Betroffenen keine mündlichen oder schriftlichen Beschwerden zu führen. Es leuchtete den Beteiligten ein, daß es unfair sei, wenn sich die Betroffenen nicht wehren können. Ein offenes Kritikgespräch mit allen Beteiligten gibt jedem die Chance, seine Ansichten zu vertreten. Eine Lösung oder ein Kompromiß kann dann in den meisten Fällen gefunden werden.

Als Ergebnis des offenen Gespräches, welches knapp zwei Stunden dauerte, verbesserte sich die Zusammenarbeit aller Beteiligten. Es zeigte sich, daß die Mißstimmung vor allem durch den Informationsmangel des Pflegepersonals bei notwendigen Veränderungen verursacht war. Man einigte sich darauf, daß Anne gemeinsam mit ihren Leuten Standards und Arbeitsabläufe entwickelt, die dann von allen getragen werden. Gleichzeitig entschuldigten sich die Mitarbeiter über ihr Verhalten und sagten zu, in Zukunft sofort das Gespräch zu suchen und nicht erst zu warten, bis sich eine solche, fast auswegslose Situation zusammengebraut hat. Auf Annes Station läuft alles wieder rund.

Wenn der Mobbingprozeß schon zu weit fortgeschritten ist – wie im Fall von Andreas – ist eine rechtzeitige Versetzung innerhalb des Hauses anzuraten, um einen gemobbten aber sonst guten Mitarbeiter zu halten. Wer ein solches Hilfsangebot „von oben" nicht bekommt, muß sich selbst um schnelle Abhilfe kümmern und die Versetzung auf eine andere Station, wo man noch nicht das Gesicht verloren hat, verlangen. Auch eine Kündigung kann durchaus sinnvoll sein, solange man durch das Mobbing noch nicht so zermürbt und demoralisiert ist, daß man bei Vorstellungsgesprächen noch ausreichend sicher auftreten kann.

13. Wie gehe ich mit Sterbenden und deren Angehörigen um?

Beispiel einer typischen Problemsituation

Frau M., 80 Jahre, alleinlebend, liegt im Sterben. Sie hat zwei Töchter, die jeweils Familie haben und einen guten Kontakt zur Mutter pflegen. Sie kam vor einer Woche mit der Diagnose Schlaganfall ins Krankenhaus. Ihr Zustand hat sich in den letzten zwei Tagen rapide verschlechtert. Die Vitalzeichen sind schwach, die Atmung flach. Die Prognose ist infaust. Leider ist sie mit zwei anderen Frauen, beide auch Pflegefälle, in einem Zimmer. Frau M. liegt apathisch im Bett und läßt alles über sich ergehen. Die Infusionen laufen, die Sauerstoffsonde ist angeschlossen und der Dauerkatheter gelegt.

Die Tochter kommt am frühen Morgen in das Zimmer ihrer Mutter. Sie erschrickt und bricht in Tränen aus: „Was habt Ihr mit meiner Mutti gemacht? Gestern nachmittag haben wir doch noch zusammen Kaffee getrunken und ihren selbstgebackenen Kuchen gegessen. Das kann doch alles nicht wahr sein!"

Ein Doktor muß her, der mit der Angehörigen über den Zustand von Frau M. spricht. Leider ist zur Zeit kein Stationsarzt da. Einer ist in der Ambulanz, der andere in der Funktionsdiagnostik. Die Tochter muß auf einen späteren Zeitpunkt vertröstet werden. Das kann sie in dieser Situation nicht verstehen. Etwa jede Stunde steht sie im Stationszimmer und fragt, wann denn endlich der Arzt kommt. „Bleiben Sie ruhig im Zimmer bei Ihrer Mutter und halten Sie ihre Hand, wir haben dafür nicht soviel Zeit. Der Doktor kommt nachher und redet mit Ihnen. Möchten Sie vielleicht einen Kaffee? – wir haben welchen gekocht."

Die Pflegekräfte sind froh, daß jemand bei Frau M. ist, jedoch haben sie wirklich nicht genügend Zeit, um sich an ihr Bett zu setzen, ihr die Hand zu halten, das Gesicht frisch zu machen oder etwas vorzulesen oder, oder, oder. Gleichzeitig finden sie es nicht gut, daß der Stationsarzt sich immer noch nicht für das Gespräch hat blicken lassen. Als Pflegekraft darf man vorerst nichts über Diagnose und Prognose verlauten lassen. Das ist schon belastend. Eigentlich wäre es angebracht, Frau M. in ein Einzelzimmer zu verlegen, damit ihre Angehörigen in Ruhe von ihr Abschied nehmen können. Die intensive Pflege, die die beiden anderen Patientinnen benötigen, ist hierbei schon störend.

Herr Sch. ist 45 Jahre. Mit der Diagnose Pankreaskopfkarzinom kommt er zur palliativen Operation in die Klinik. Ihm geht es nicht sehr gut, dennoch ist er voller Hoffnung: „Wenn der Doktor mich erst operiert hat, wird es mir wieder besser gehen. Dann kann ich zusammen mit meiner Frau noch so allerhand unternehmen. Arbeiten werde ich wohl nicht mehr, aber wir haben genug Geld gespart, um uns die Welt anzuschauen. Was glauben Sie, für wie lange ich noch nach der Operation hier im Krankenhaus bleiben muß?"

Schwester Maria weiß, daß sie hier keine präzisen Auskünfte geben kann und darf dennoch dem Patienten die Hoffnung nicht nehmen. „Jetzt machen Sie erst einmal langsam, Schritt für Schritt. Erst die Operation, dann bauen wir Sie wieder auf. Danach fangen Sie an, Urlaubspläne zu schmieden! Sie wissen ja, daß Sie morgen – nach der Operation – erst einmal für ein bis zwei Tage auf die Intensivstation zur Überwachung verlegt werden. Danach kommen Sie wieder zu uns. Sie

können sich die Kulturtasche und die Hausschuhe schon mal bereitstellen, wir bringen diese dann auf die Station."
Seine Frau hat schon mit den Ärzten gesprochen und weiß, daß die Chancen für eine Genesung so gut wie nicht vorhanden sind. Trotzdem versucht sie, ihrem Mann durch ein möglichst ausgeglichenes Auftreten die Hoffnung nicht zu nehmen. In der Stationsküche trinkt sie ab und an auch mal einen Kaffee und läßt dort ihren Sorgen freien Lauf. Sie weint. Maria versucht, ihr in sachlichen, ruhigen Gesprächen Mut zu machen und ihr die Kraft zum Durchhalten zu geben. Jedoch ist auch sie gedanklich sehr mit diesem Patienten beschäftigt, abends zu Hause kann sie lange nicht abschalten.

Auf ihrer Station liegen nur Krebspatienten, die regelmäßig immer wieder zur Zytostase kommen. Nur in wenigen Fällen können diese dann als erfolgreich geheilt nach Hause entlassen werden. In den meisten Fällen sterben sie früher oder später auf ihrer Station. Der persönliche Bezug zu den Patienten ist schon deshalb so stark, weil man sie ja oft über einen langen Zeitraum kennt. Hoffnung zu machen, wo nur wenig Hoffnung ist, ist ein sehr schwieriges Unterfangen. Die Mitarbeiter halten es auch selten länger als drei bis fünf Jahre auf ihrer Station aus. Danach wechseln sie, weil sie der psychischen Belastung nicht mehr gewachsen sind.

Problemanalyse

Die Signale des Todesengels

Ein Mann hatte mit dem Todesengel Freundschaft geschlossen. Eines Tages sagte er zu dem Todesengel: „Du Erfolgreichster aller Zeiten: wohin du auch gehst, du kommst immer zum Ziel. Ich habe eine Bitte an dich: Sage mir rechtzeitig Bescheid, bevor du mich abholst." Der Todesengel stimmte zu. Eines Tages kam er zu seinem Freund und sagte: „Morgen werde ich dich abholen." „Das kann nicht dein Ernst sein", sagte der Mann, „du hast mir doch versprochen, mir rechtzeitig Bescheid zu geben." Da antwortete der Todesengel: „Ich habe dir sehr viele Zeichen gegeben, aber du hast nie meine Signale verstanden: Als dein Vater starb, wußtest du es nicht zu deuten; als deine Mutter starb, hörtest du nicht auf diese Botschaft; als ich deinen Schwager, deinen Nachbarn und deinen Freund nacheinander abholte, hast du die Augen verschlossen ... Komm morgen mit mir!"... Als der Engel den Freund am nächsten Tag abholte und in den Himmel führte, zeigte er ihm Scharen von verstorbenen Menschen, die laut riefen: „Warum hast du uns nicht rechtzeitig Bescheid gesagt? Wir hätten vorher doch noch so viel erledigen können!" „Du siehst nun", sagte der Todesengel, „wie die Menschen mit meinen Signalen umgehen!"

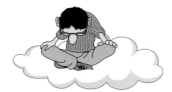

Das Thema Leiden und Tod wird in unserer westlichen Wohlstandskultur gerne verdrängt. Es paßt nicht zu den Verheißungen der Werbeindustrie, die uns unablässig beständiges Glück, unbegrenzte Sinnesfreuden und unerschütterliche Sicherheit suggeriert. Der postmoderne Erfolgsmensch ist jung, gesund, gutaussehend und genußfähig. Krankheit gilt als Betriebsstörung, die im Reparaturbetrieb Krankenhaus so schnell wie möglich beseitigt werden soll. Muß ein Patient sterben, ist das beinahe unbegreiflich im Zeitalter grenzenloser technischer Möglichkeiten. Der Tod eines Patienten wird selbst von Ärzten und Pflegekräften als schmerzliches Versagen der Medizin empfunden.

Als Pflegekraft sind Sie oft mit unrealistischen Erwartungen der Patienten und deren Angehörigen konfrontiert. Die überzogenen Erwartungen sind oft Folge massiver Ängste. Viele Patienten sind auf ihren möglichen Tod nicht vorbereitet – von wem auch? Die traditionelle Institution zur Vorbereitung auf das, was nach dem Leben kommt, die Kirche, erreicht nur noch eine Minderheit. Auch die Angehörigen sind mit der Angst vor dem drohenden Verlust eines Menschen, den sie lieben oder von dem sie sich abhängig fühlen, überfordert. Mit dem Tod eines nahestehenden Menschen wird ihnen ihre eigene Vergänglichkeit vor Augen geführt. Hinzu kommen noch Schuldgefühle. Alles zusammen ist kaum zu ertragen. Deshalb die Panik, die verzweifelte Aufforderung: „Tut doch etwas!"

Wer hat die Ärzte, wer hat die Pflegekräfte vorbereitet? Auf das Sterben ihrer Patienten? Auf das Gespräch im Angesicht des Todes? Auf das Gespräch mit den Angehörigen? Sind Sie auf Ihren eigenen Tod vorbereitet?

So überrascht es nicht, wenn die Ärzte nicht greifbar sind, wenn es ans unvermeidliche Sterben geht. Was könnten sie auch tun? Was sollten sie auch sagen? Die sprachlose Medizin, wie sie an den Universitäten gelehrt wird, hat nichts anzubieten außer Verlegenheitsdiagnostik und Verlegenheitstherapie.

Lösungsmöglichkeiten

Das, was so schwer erscheint, nämlich die Sterbebegleitung, erfordert in Wirklichkeit nur das Selbstverständlichste: Für den Patienten spürbar dazusein und seine Bedürfnisse zu begreifen. Das erreichen Sie durch

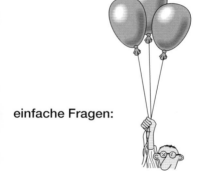

einfache Fragen:

Wie fühlen Sie sich. Was macht Ihnen am meisten zu schaffen?
Was kann ich für Sie tun? Haben Sie einen Wunsch?
Ich habe den Eindruck, Sie machen sich Sorgen. Wollen Sie mir sagen, worüber Sie sich Gedanken machen?
Wenn sich irgendeine Gelegenheit ergibt,

sprechen Sie mit Ihren Patienten über Zukunft, Lebenssinn, Leben nach dem Tod.

Vielleicht fühlen Sie sich unbehaglich, dieses Tabuthema anzuschneiden, weil es Ihnen selbst Angst macht und Sie selbst kein verläßliches Konzept für seine Bewältigung haben. Fühlen Sie sich bitte nicht verpflichtet, absolute und verbindliche Antworten zu geben. Wichtig ist nur, daß Sie mit Ihren Patienten überhaupt darüber sprechen.

Allein das Sich-Mitteilen hat heilsame Wirkung.

Ermutigen Sie den Patienten, sich mit diesen drängenden Fragen auseinanderzusetzen und eigene Antworten zu finden. Fordern Sie ihn auf, mit anderen über diese Themen zu sprechen und die Antworten von religiösen Lehrern oder Philosophen zu studieren. Es kann hilfreich sein, wenn Sie über Ihren eigenen Glauben sprechen.

Gerade bei Patienten, die ihre infauste Prognose schon kennen, ist es hilfreich, zu fragen, was sie denn noch alles erledigen wollen. Wenn ein Patient noch viele Pläne hat, ist das ein gutes Zeichen. Es ist ein untrügliches Zeichen, daß der Patient nicht depressiv ist, daß sie/er leben will. Der Lebenswille hat sich als prognostisch ausgesprochen günstig erwiesen. Bei Patienten, die bereits resigniert haben, sollten Sie irgend etwas finden, wofür es sich für diesen Patienten lohnt, weiterzuleben. Alle Anstrengungen sind dann auf dieses Ziel auszurichten. So lassen sich nicht selten noch einmal erstaunliche seelische und körperliche Kräfte mobilisieren, die Schmerzen können leichter ertragen werden, die immunologischen Parameter und die Lebensqualität verbessern sich. Ähnlich können Sie vorgehen, wenn die Angehörigen in Panik sind.

Deuten Sie die Aufregung positiv:

als Besorgnis, Verantwortungsgefühl, Ausdruck der großen Liebe. Auf diese Weise stellen Sie Beziehung her. Die aufgebrachten Angehörigen fühlen sich akzeptiert und beruhigen sich. Dann fragen Sie nach den Sorgen und Wünschen. In unserem Beispiel könnte die Pflegekraft folgenden Dialog führen:

„Sie sind sehr erschrocken, als Sie heute Ihre Mutter sahen. Sie hat wirklich seit gestern furchtbar abgebaut. Ich habe den Eindruck, daß Sie die Sorge haben, wir hätten vielleicht irgend etwas versäumt. Oder wir könnten viel mehr tun, als wir unternommen haben. Stimmt das?"
und/oder:

„Ich verstehe Ihre Beunruhigung. Ich werde noch mal mit den Ärzten sprechen, ob wir noch etwas medizinisch Sinnvolles tun können. Heute nachmittag können Sie ja auch selbst mit dem Assistenzarzt sprechen."
„Sie hängen wirklich sehr an Ihrer Mutter. Ihr Tod wäre für Sie sicher ein schlimmer Verlust."

Damit erhalten die Angehörigen die Gelegenheit, über ihre eigenen Emotionen zu sprechen. Sie müssen dann nicht mehr den Umweg über medizinische Diskussionen gehen, um ihre Angst auszudrücken. Ob die Angehörigen das Gesprächsangebot annehmen wollen, bleibt abzuwarten. Wenn nicht, bitte nichts aufdrängen. Die Angst oder Verzweiflung kann so groß sein, daß Ihr Gesprächspartner völlig aus der Fassung geraten würde, wenn erst einmal die Schleusen geöffnet sind.

Respektieren Sie einen solchen Selbstschutz, der auch Sie schützt.

Nun ist Ihnen sicher schon die Frage gekommen, wie Sie das alles zeitlich leisten sollen. Schlagen Sie noch einmal Kapitel 4 auf, in dem wir über Ihr Rollenverständnis gesprochen haben. Die Frage, die Sie mit Ihren Kollegen auf Station, mit der Pflegedienstleitung, den Ärzten und der Verwaltung klären müssen, ist, ob eine menschlich vertretbare Sterbebegleitung integraler Bestandteil Ihrer Tätigkeit sein soll oder nicht. Wenn ja, dann sorgen Sie für einen angemessenen Zeitrahmen, zum Beispiel dadurch, daß Prioritäten gegenüber anderen pflegerischen Aufgaben gesetzt werden. Wenn nicht, dann stellt sich die Frage, ob Sie in einem Haus arbeiten, daß zu Ihrem Rollenverständnis paßt.

Typische Fehler

Geheimniskrämerei

Viele Patienten fühlen oder ahnen, daß ihre Prognose schlecht ist. Ausweichende Antworten auf ihre Fragen steigern noch die Beunruhigung der Patienten und belasten zudem das Vertrauensverhältnis. Sorgen Sie energisch dafür, daß die Ärzte ihrer Aufklärungspflicht umgehend nachkommen.

Brutale Direktheit

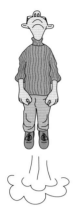

ist das andere Extrem. Die lapidare Aussage: „Sie haben Krebs," ist unmenschlich, verstehen doch die meisten Menschen die Diagnose „Krebs" als Todesurteil. Jede Aufklärung über eine ungünstige Prognose muß neben den pathologischen Befunden auch ein Hinweis auf die gesunden Anteile des Patienten, die – wenn möglicherweise auch geringen – Heilungschancen und die Tatsache enthalten, daß man selbst mit Krebs noch lange und erfüllt leben kann. Alte Menschen erreichen trotz Krebs nicht selten ein durchschnittliches Alter und sterben häufig an ganz anderen Erkrankungen als an ihrem Krebs. Vor allem bei Patienten, bei denen spürbar ist, daß sie eine infauste Prognose nicht hören wollen, ist zu erwägen, umschreibende Worte für die Erkrankung zu finden: „Wir haben in der Gewebeprobe Zellen gefunden, die sich unkontrolliert vermehren. Glücklicherweise konnten die Operateure in Ihrem Darm alles kranke Gewebe entfernen. Nur in Ihrer Leber gibt es noch einen Bereich, in dem sich wahrscheinlich diese kranken Zellen festgesetzt haben. Es geht jetzt darum, diese Zellen in Schach zu halten. Dazu haben wir folgende Möglichkeiten: ... Außerdem werden wir alles unternehmen, um Ihre gesunden Zellen, vor allem Ihr Immunsystem, zu stärken."

Bekehren

Ein todkranker Mensch ist für religiöse, spirituelle, auch mystische Heilslehren und Praktiken verständlicherweise oft empfänglicher. Darin liegt eine Chance zu Krankheits- und Schicksalbewältigung, aber auch eine ungeheure Mißbrauchsgefahr. Wir haben oben empfohlen, mit Patienten auch über religiöse, philosophische Fragen zu sprechen, über das Leben und über das Leben hinaus nachzudenken. Aber bitte stülpen Sie Ihren Patienten nicht Ihre Weltanschauung und Ihre Überzeugungen über. Nicht, daß Sie nicht auch über Ihre religiösen oder spirituellen Erfahrungen sprechen sollten. Aber verkaufen Sie sie nicht als universelle Wahrheit. Ihr Patient muß seine eigene Wahrheit, seinen eigenen Weg finden. Sie können sie/ihn dazu ermutigen.

Praktische Tips

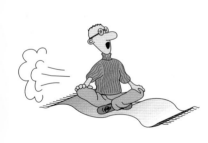

Versuchen Sie auf Ihrer Station die Zimmer so zu belegen, daß Sie ein Abschiedszimmer einrichten können. Es ist schwierig, dieses in der Verwaltungsebene zu begründen, jedoch die Patienten und Angehörigen werden es Ihnen danken.

Gleichzeitig sollten Sie zusammen mit den Ärzten ein Konzept erstellen, wie gemeinsam mit den Angehörigen ein Gespräch möglich ist, ohne daß Sie als Pflegekraft immer außen vor stehen. Durch die Möglichkeit, bei diesen Gesprächen dabeizusein, können Sie den Angehörigen anschließend besser als kompetente Ansprechpartner zur Verfügung stehen. Sie können ihnen dadurch eher zeigen, wie sie Abschied nehmen können.

Das Einschalten von Krankenhausseelsorgern und Psychologen für Angehörige geht nur, wenn diese das auch wollen. Mit Fingerspitzengefühl kann man dieses anbieten – möglicherweise wird es auch genutzt. Supervision für Mitarbeiter, von Psychologen durchgeführt, ist gerade für die Stationen, auf denen die psychische Belastung durch Tod und Unheilbarkeit sehr groß ist, empfehlenswert.

Dieses Angebot sollte jedoch von den Mitarbeitern freiwillig genutzt werden – in keinem Fall gezwungenermaßen.

14. Ausblick: Was gibt es zu tun?

- Der Dienstleistungsberuf Pflege hat noch immer Schwierigkeiten, im Umfeld Krankenhaus anerkannt zu werden. Weiß überhaupt eine andere Berufsgruppe, zum Beispiel Therapeuten oder die Verwaltung, was Pflege so den ganzen Tag macht? Hier muß schnellstmöglich eine allgemeingültige Pflegephilosophie erstellt werden, welche integraler Bestandteil der Unternehmensphilosophie des Krankenhauses sein muß. Diese Philosophie kann nur von seiten der Pflegedienstleitung erarbeitet werden. Dabei müssen die Mitarbeiter der Leitungsebenen einbezogen werden, auch damit diese sich hiermit identifizieren. Es nutzt keine Philosophie, die nicht gelebt wird. Sie werden sehen, daß dadurch die Anerkennung der Pflege steigt.

- Ein weiterer Schritt ist die schriftliche Darstellung der entsprechenden Tätigkeiten. Das heißt, die Dokumentation der pflegerischen Arbeit (hierzu gehören auch Gespräche mit dem Patienten und Angehörigen!) muß sehr genau stattfinden. Gleichzeitig ist es wichtig, gewisse Standards zu haben. Wie sind die Arbeitsabläufe von der Aufnahme bis zur Entlassung zu organisieren? Wie pflege ich in meinem Krankenhaus einen Patienten mit einer Schenkelhalsfraktur? Wie ist das Mobilisationsschema bei einem Herzinfarktpatienten? Im Rahmen der zur Zeit aktuellen Qualitätsdiskussionen sind wir faktisch gezwungen, unsere Abläufe und Tätigkeiten rund um den Tag im Krankenhaus zu standardisieren. Hier haben wir die Möglichkeit zu zeigen, was wir alles leisten.

- Regelmäßige Gespräche mit Leitung und Ärzten im Team sind sehr wichtig, um Konflikte im Keim zu ersticken. Am Anfang werden wahrscheinlich nur zögerlich sogenannte Wahrheiten gesagt, aber mit einer gewissen Regelmäßigkeit der Sitzungen traut sich jeder zu, zu sagen, was er gut findet und was nicht. Logisch, daß die „Meckerei hinter dem Rücken" des Kollegen/in nicht mehr stattfinden darf! (Vorher muß jemand festgelegt werden, der die Gesprächsleitung übernimmt, damit kein Chaos entsteht.)

- Die Leitungen des Pflegedienstes sollten sich Transparenz als Leitlinie auf ihre Fahne schreiben. Jede Leitung kann nur so stark sein, wie sie ihr Team macht. Also, weg mit der Geheimniskrämerei. Statt dessen Offenheit, warum welche Entscheidungen fallen müssen. Vielleicht kommen hier dann auch von den Mitarbeitern Ideen, wie manche Probleme gelöst werden können und man muß sich als Leitung gar nicht mehr den „Kopf zerbrechen". Gleichzeitig schaffen Sie durch Ihre Offenheit Vertrauen und Sicherheit. Sie gelten nicht mehr als „Feindbild".

Hier noch einige Maßnahmen, die helfen können, Ihre Mitarbeiter und vor allen Dingen auch sich selbst zu motivieren, ohne daß sie sehr viel Geld kosten:

- Die komplette Bereichspflege endlich einführen, sie stellt nachweislich eine größere Zufriedenheit bei Patient und Mitarbeitern her.

- Bei der Erarbeitung von (Pflege-)Standards alle mit einbeziehen. Dies erhöht das Verantwortungsgefühl, bringt Garantie für die (Pflege-)Qualität, führt jedoch zu Widerstand und Obrigkeitsdenken bei vorgesetzten Standards.
- Regelmäßige Pflegevisiten und Stationskonferenzen zeigen die Priorität der Pflege auf.
- Stationsleitungen müssen gefördert werden. Sie haben Arbeitgeberfunktion und sollen selbständig arbeiten. Wie wäre es, den Verantwortlichen Budgets zu geben, die diese selbst verwalten? Zunächst für die Lagerhaltung. Später die volle Verantwortung für das Personalbudget. Sie werden sich wundern, wie gut das funktioniert.
- Verschiedene Seminare: Streßbewältigung, Kommunikationstraining, Rhetorik; Fürsorgeverhalten, Konfliktlösung; Kritikbewältigung; Umgang mit dem Kunden „Patient und sein Angehöriger" – sind nur wenige von den mittlerweile zahlreichen Angeboten auf dem Markt.
- Vielleicht findet sich ihr leitender Krankengymnast bereit für die Mitarbeiter des Hauses eine Rückenschule zu organisieren und durchzuführen. Dies baut durch die Entspannungsübungen auch Streß ab.
- Erstellung von Einarbeitungsmappen, eine eigenen Hauszeitschrift; machen Spaß in der Zusammenstellung und natürlich auch beim Lesen. Jeder darf und kann sich daran beteiligen.
- Ausbau des Patientenservice; Infoabende für Angehörige; Besucherinformationen. Das sind alles Aktivitäten, die die Pflege ausüben kann, um Öffentlichkeitsarbeit zur Verbesserung des Berufsbildes zu erreichen.
- Jetzt sind Sie dran! Ihren eigenen Ideen sind keine Grenzen gesetzt.

Die Pflege ist ein schöner Beruf, in dem man viel geben und bekommen kann. Ein waches Servicebewußtsein und damit eine hohe Qualität der Dienstleistungen macht allen Spaß und wirkt motivierend auf Patienten, Angehörige, Ärzte und Pflegekräfte.

Dieses Buch fordert dazu auf, dabeizubleiben und selbstbewußt den Alltag zu gestalten. Unsere Devise lautet: Kommunikation statt Resignation.

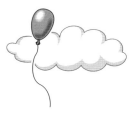

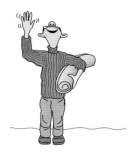

Ich wünsche dir Zeit

Ich wünsche dir nicht alle möglichen Gaben.
Ich wünsche dir nur, was die meisten nicht haben:
Ich wünsche dir Zeit, dich zu freun und zu lachen,
und wenn du sie nützt, kannst du etwas draus machen.
Ich wünsche dir Zeit für dein Tun und dein Denken,
nicht nur für dich selbst, sondern auch zum Verschenken.
Ich wünsche dir Zeit – nicht zum Hasten und Rennen,
sondern die Zeit zum Zufriedenseinkönnen.
Ich wünsche dir Zeit – nicht nur so zum Vertreiben.
Ich wünsche, sie möge dir übrigbleiben
als Zeit für das Staunen und Zeit für Vertraun,
anstatt nach der Zeit auf der Uhr nur zu schaun.
Ich wünsche dir Zeit, nach den Sternen zu greifen,
und Zeit, um zu wachsen, das heißt, um zu reifen.
Ich wünsche dir Zeit, neu zu hoffen, zu lieben,
es hat keinen Sinn, diese Zeit zu verschieben.
Ich wünsche dir Zeit, zu dir selber zu finden,
jeden Tag, jede Stunde als Glück zu empfinden.
Ich wünsche dir Zeit, auch um Schuld zu vergeben.
Ich wünsche dir: Zeit zu haben zum Leben!

N.N.

Sachverzeichnis

Abschied 73
Abschiedszimmer 73
Absicherung 15
Absprache 11
Achtung 27
Aktualisierung alter Ängste 51
Ambivalenz 51
Anerkennung 9
Angehörige 72
Angst 9, 11, 29
Angst- und Lustmotivation 57
Anklage 9
Anordnung 16
Anteilnahme 22
Antriebslosigkeit 57
Appetitlosigkeit 30
Arbeitsfreude 11
Arbeitsmarkt 27
Aufklärungspflicht 72
Aufnahmestandard 24
Autorität 42

B

Bagatellisieren 22
Balance 59
Bedürfnis 13
Befriedigung 58
Behinderung 65
Bekehren 73
Belastbarkeit 2, 56
Belehren 22
Beliebtheit 28
Beobachtungsfähigkeit 10
Bequemlichkeit 20
Bereichspflege 15, 61
Berufsverbände 27
Beruhigungsmittel 57
Beschämung 17
Bescheidenheit 28
Beschimpfung 65
Bestätigung 11, 46
Beweggründe 21
Beziehung 12
Beziehungsaspekt 12
Beziehungsbasis 19
Beziehungsbotschaft 39
Beziehungsebene 9, 17
Beziehungsfalle 16
Beziehungsproblem 12
Blähungen 30
Blamage 33
Böswilligkeit 10
Brechreiz 30

Brustschmerzen 30
Brutale Direktheit 73
Budget 75
Burn-out 46, 56

Coach 43

Daseinsberechtigung 46
Depression 46
Destruktivität 11
Dienstplanbesprechung 6
Dokumentation 15
Drogen 57
Druck im Kopf 30
Druck in der Brust 30
Druckgefühl in der Blase 30
Durchfall 30
Durchhaltevermögen 54
Durst 30

E

Ehrlichkeit 52
Eifersucht 11, 17
Eigener Stil 43
Einfühlen 22
Einheit 52
Einkommen 27, 58
Einschätzung der Schwere einer Erkrankung 23
Einseitigkeit 48
Einzelkämpfertum 34
Eltern 58
Emotionale Fähigkeiten 52
Emotionalität 52
Energie 19
Energiehaushalt 48
Entweder – Oder 44
Entwicklung 33
Erfahrung 22
Ernährung 57
Ernst nehmen 22
Erröten 30
Erschöpfung 57
Experte 9, 16
Explodieren 41

Fähigkeiten 52
Familie 58
Fehler 35
Fehlerquote 12
Fehlverhalten 19
Feindbild 44
Feindseligkeit 17
Flaues Gefühl 30

Fleiß 52
Flimmern vor den Augen 30
Forderungen 19
Fragen 66
Freudlosigkeit 57
Frühkindliche Traumata 32
Frust 52
Führungsstil 43

G

Ganze Lebenswirklichkeit 59
Gebet 60
Gedächtnisstörungen 30
Gedankenblockade 30
Geduld 52
Gefühl 66
Gegenangriff 39
Gehässigkeit 65
Geheimniskrämerei 72
Gehorsam 52
Genugtuung 9
Gerechtigkeit 52
Gesprächsangebot 72
Gesunden Anteile 73
Gewißheit 52
Gewissen 9
Gewissenhaftigkeit 52
Gewissensqual 9
Glaube 52
Glauben 22
Gleichmäßige Energieverteilung 48
Gott 60
Grenzen 16, 26

H

Hautfarbe 65
Heilungspotential 22
Helfersyndrom 56
Herkunftsfamilie 52
Herzklopfen 30
Herzschlag schneller 30
Hierarchie 10, 14, 16
Hierarchiegrenzen 16
Hoffnung 52
Höflichkeit 52
Hypothese 66

I

Ich-Botschaft 9, 13
Identifikation mit Ihrer Rolle 27
Infauste Prognose 71
Informationsfluß 15
Informationsmangel 68
Informationsweitergabe 6
Inhalts- oder Sachaspekt 12
Intensivstation 51

Interessen 17

K

Kaffee 57
Kaltstellen 65
Karrierestreben 65
Katastrophierende Gedanken 30
Klarheit 15
Klassifizieren 22
Klatsch 65
Kleine Psychotherapie 21
Kloßgefühl 30
Kognition 35
Kommunikation 12
Kommunikationsfähigkeit 10
Kommunikationslehre 10
Kommunikationsregeln 15
Kommunikationstheorie 9
Kompetenz 15
Kompromiß 45
Konflikt 6-7
Konfliktbearbeitung 7
Konfliktlösung 8
Konfliktverleugnung 7
Konfliktvermeidung 7
Konfliktverschärfung 7
Konkurrenz 65
Konkurrenzkampf 59
Konsequenz 13
Kontakt 48, 52
Kontaktbedürfnis 47
Konzentrationsstörungen 30
Konzept 51
Körper 48
Körperausdruck 10
Körperhaltung 10
Körperhygiene 64
Körperkontakt 3
Körpersprache 10
Körpersymptom 29
Krankenhausseelsorger 73
Krankheits- und Schicksalbewältigung 73
Kränkung 11
Kreativität 61
Kritik 9, 38
Kultur 52
Kulturelle Unterschiede 13

L

Laissez-faire-Stil 43
Lebensfreude 49
Lebensgeschichte 47
Lebensglück 49
Lebenskonzept 61
Lebensplan 59
Lebensqualität 72

Lebenssinn 46
Lebenswille 71
Lehrschwester 62
Leistung 48, 52
Leistungs- und Zeitdruck 7
Leistungsbereitschaft 16
Liebe 52
Liebesdefizit 48
Loben 13
Lösung 11
Lösungsvorschläge 11

M
Machtkampf 19
Machtverhältnis 44
Mangelerfahrungen 32
Meditation 60
Mentor 34
Metakommunikation 20
Mikrotraumen 52
Mimik 10
Minderwertigkeit 46
Mißbrauchsgefahr 73
Mißtrauen 17
Mißverständnis 10-11, 13
Mobbing 63
Moralisieren 22
Motivation 57
Motivationsverlust 56
Muskelzucken 30

N
Nachtdienst 14
Neid 11
Non-verbal 20

O
Offenheit 13, 52
Ohrensausen 30
Opfer 16, 67
Ordnung 52
overprotection 47

P
Partnerschaft 58
Patienten 18
Perfektion 35
Personalleiter 25
Personalmangel 6
Perspektive 21
Pessimismus 49
Pflegephilosophie 74
Pflegetherapeuten 3
Phantasie 48
Plötzlicher Harndrang 30
Positive Deutung 19

Prioritäten 26
Problembeschreibung 8
Professionalität 27
Prognose 73
Psychologe 73
Psychosomatische Beschwerden 57
Pünktlichkeit 52

Q
Qualität 27

R
Rachegefühl 17
Ratschläge 22
Rauchen 57
Religion 52, 58
Resignation 54
Ressourcen 22
Rivalität 65
Rolle 25
Rollenerwartungen 26
Rollengrenzen 27
Rollenverständnis 27
Rücksicht 52
Ruhepause 49
Ruhephase 59

S
Sachinformation 39
Sauberkeit 52
Schichtleitung 29
Schlaf 59
Schlafstörungen 30
Schlechte Erfahrungen 13
Schlechtes Gewissen 9
Schmeichelei 10
Schnelles Atmen 30
Schuld- oder Schamgefühl 9
Schuldgefühl 9
Schuldzuweisung 9
Schwarztee 57
Schweigen 67
Schwindel 30
Selbstbeschuldigung 9, 49
Selbstbestrafung 49
Selbstbewußtsein 27, 49
Selbstbezichtigung 9
Selbstgespräche 31
Selbsthilfe 63
Selbstkonzepte 31
Selbstkritik 39
Selbstlüge 20
Selbstmord 64
Selbstoffenbarung 39
Selbstschutz 72
Selbstverachtung 49

Selbstvorwürfe 49
Selbstwertgefühl 46
Selbstzweifel 46
Selektive Wahrnehmung 33
Sender 9
Sexualität 52
Sexuelle Übergriffe 65
Sich-Mitteilen 71
Sicherheit 15
Sinn 21
Solidarität 27
Soziale Intelligenz 2
Sozialer Rückzug 49
Sozialisationsnormen 52
Sparsamkeit 52
Sport 57
Sprachlosigkeit 61
Standard 16
Stationskonferenz 75
Stationsleitung 63
Sterbebegleitung 3
Sterben 2
Stockender Atem 30
Suizid 65
Supervisionsgruppe 54

T

Tadel 39
Täter 67
Team 59
Teamgeist 2
Therapeutische Basisqualitäten 21
Tod 2
Transparenz 74
Treue 52
Triebe 57
Trinken 57

U

Übelkeit 30
Überbelegung 55
Übergabe 11, 28
Übergabevisite 11
Überstunden 14, 26
Übertreibung 34
Überzeugung 35
Unfehlbarkeit 35
Unheilbarkeit 73
Unsicherheit 13
Unsinnige Forderungen 31
Unterstützung 27

V

Veränderung des Verhaltens 9
Verantwortung 8, 11, 15, 29
Verantwortungsgefühl 9

Verbundenheit 12
Vergänglichkeit 71
Verhören 22
Verjähren 41
Verlegenheitsdiagnostik 71
Verlegenheitstherapie 71
Vernunft 52
Versagen 70
Versagen der Stimme 30
Versetzung 68
Versteckspielen 37
Verteidigung 9
Verteidigungskampf 39
Vertrauen 52
Vertrauensverhältnis 72
Vertraulichkeit 17
Verunsicherung 16
Vision 21
Visite 14
Vorbild 21, 52
Vorurteil 13, 35

W

Wachstum 33
Weiche Knie 30
Weisungsberechtigt 14
Weisungsgebunden 14
Weiterbildung 27
Weltanschauung 58
Werten 41
Wertmaßstäbe 52
Wiedergutmachungsritual 9
Wiederholungszwang 9
Willen zum Sinn 60
Wortsprache 10
Wortwahl 20
Wunschdienstplan 11
Würde 26
Würgegefühl 30

Z

Zärtlichkeitsbedürfnis 57
Zaudern 41
Zeit 52
Zeitdruck 6
Zielsetzung 17
Zittern 30
Zucker 57
Zuhören 3, 22
Zukunft 21, 60
Zutrauen 52
Zuverlässigkeit 52
Zuversicht 22
Zuwendung 3
Zweifel 52

Hippokrates

Die sanfte Macht der Pflanzen

D. Ennet, H. Reuter
Lexikon der Pflanzenheilkunde
Wirkung – Anwendung – Botanik – Geschichte

1997, 440 S., 268 farbige Bildtafeln,
kt. DM 68,– / ÖS 496 / SFr 62,–
ISBN 3-7773-1286-X

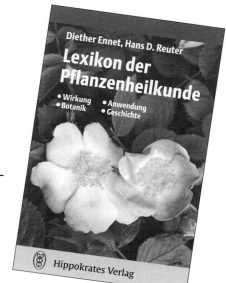

Wußten Sie, daß Brennessel rheumatische Beschwerden lindert? Daß man Prostatabeschwerden mit der Sägezahnpalme zu Leibe rückt? Oder daß Guarana viel mehr Coffein enthält als Kaffee und Tee?

In diesem kompakten Nachschlagewerk auf dem neuesten phytotherapeutischen Stand finden Sie alles Wissenswerte rund um die arzneiliche Verwendung von Pflanzen – von **A wie Aalhornblüte** bis **Z wie Zwiebel**!

Botanik und Vorkommen, Drogengewinnung, Inhaltsstoffe, Wirkung, Verwendung, mögliche Nebenwirkungen sowie Geschichte werden zu jeder Pflanze beschrieben. **268 Farbtafeln** vermitteln ein exaktes Bild der Pflanze und erleichtern ihre Identifizierung in der Natur.

Preisänderungen vorbehalten!

Hippokrates

Profitieren Sie vom Wissen des »Nestors« der Homöopathie

W. Gawlik
Homöopathie in der Geriatrie

1998, 232 S., 8 Abb., 5 Tab.
geb. DM 68,– / ÖS 496 / SFr 62,–
ISBN 3-7773-1276-2

Aus der Praxis des »Nestors der deutschen Homöopathie« (die FAZ) entstand dieses beeindruckende Handbuch, mit dem der erfahrene Homöopath sein schier unerschöpfliches Wissen zugänglich macht.
Aus dem Inhalt:

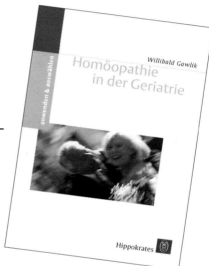

- **Grundlagen:** Besonderheiten der geriatrischen ärztlichen Aufgaben, Möglichkeiten der Homöopathie.
- **Homöotherapie:** Anamnese, Mittelfindung, Dosologie. Am Vorgehen in der Praxis orientiert, gut nachvollziehbar und mit zahlreichen Beispielen.
- **Der Kurze Weg:** Mittelwahl bei akuten Krankheiten.
- **Geriatrische Indikationen von A - Z** mit geeigneter homöopathischer Empfehlung und überzeugenden Fallbeispielen.
- **Konstitutionsmittel** im Alter.
- **Säuren** – die großen Altersmittel.
- **Praxishinweise:** Homöopathische Begleitung am Lebensende.

Preisänderungen vorbehalten!